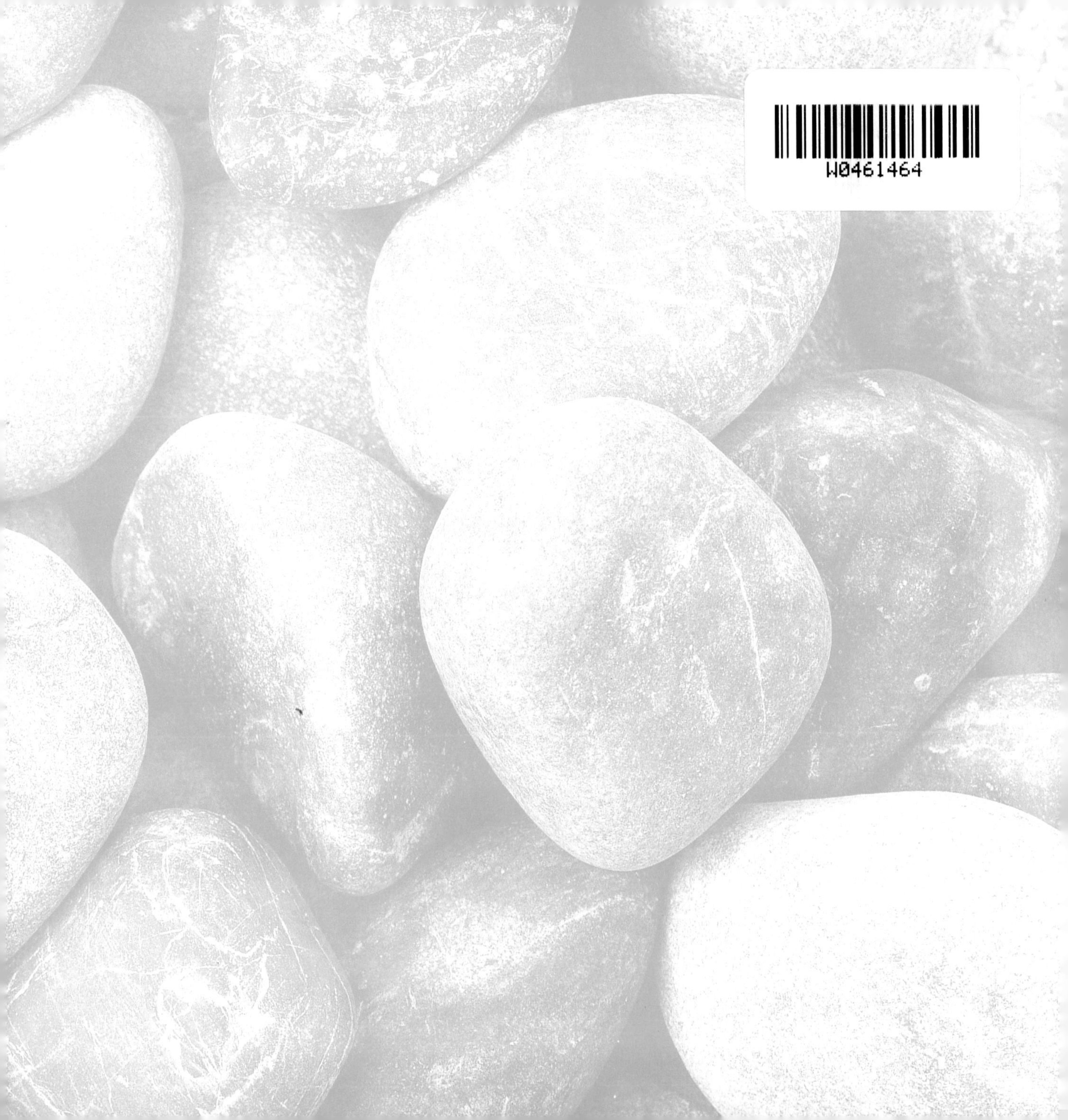

VIDA Y SALUD

ZEN
EN EL HOGAR

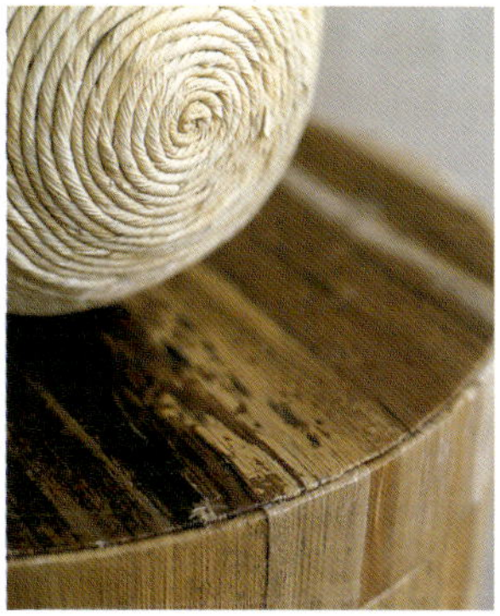

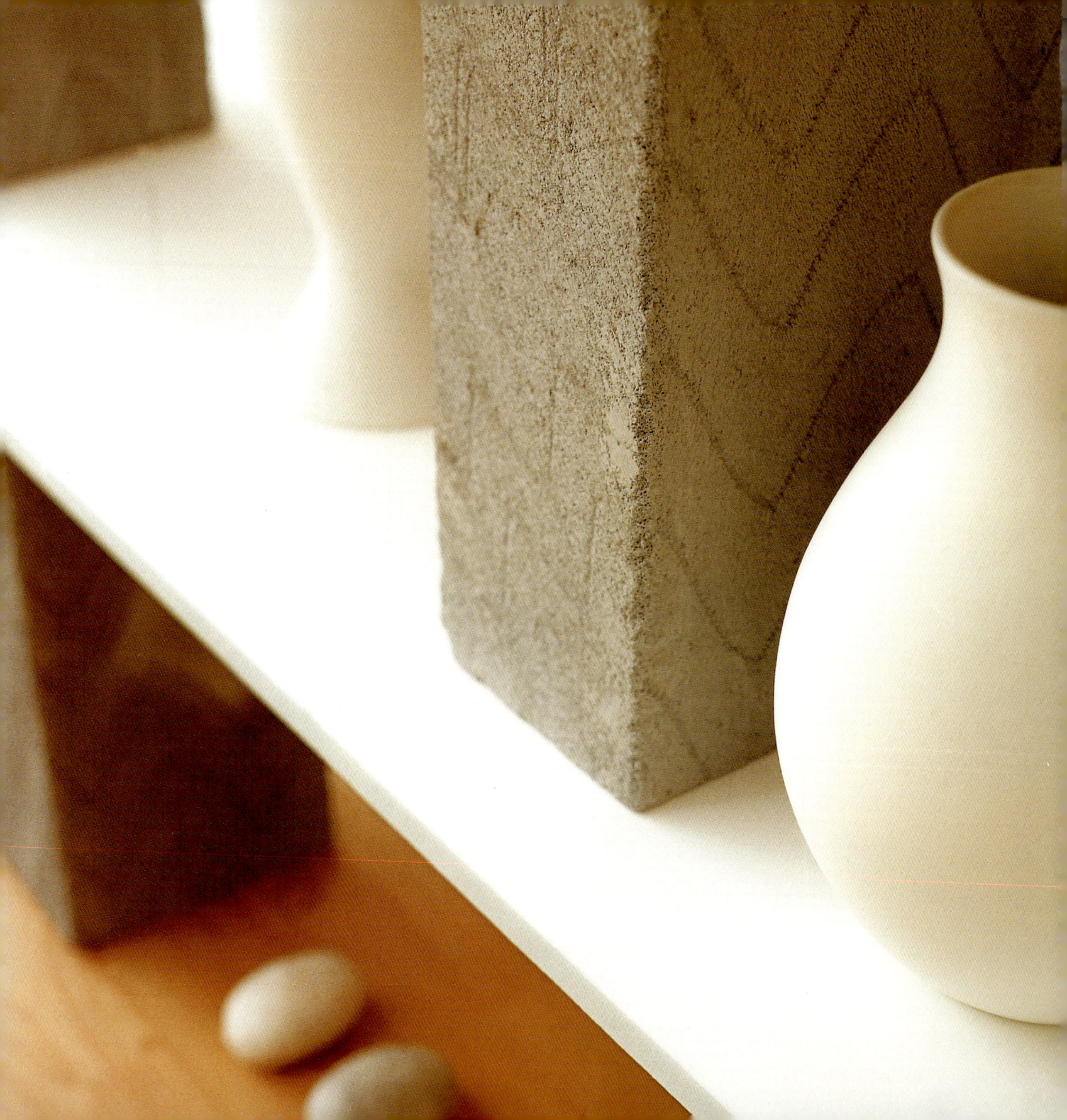

Bridget Bodoano

VIDA Y SALUD

ZEN
EN EL HOGAR

MENS SANA

Zen en el hogar

Título original: *Zen Simple*

Edición: febrero 2007

Edición especial para *Club* **Natura**

Mens Sana es una marca registrada
de Parramón Ediciones, S. A.
Copyright © para la edición española
Parramón Ediciones, S. A., 2003
Ronda Sant Pere, 5, 4ª planta
08010 Barcelona (España)
Empresa del Grupo Editorial Norma
de América Latina

Traducción: Martí Mas
ISBN: 84-342-3056-9
Impreso en China

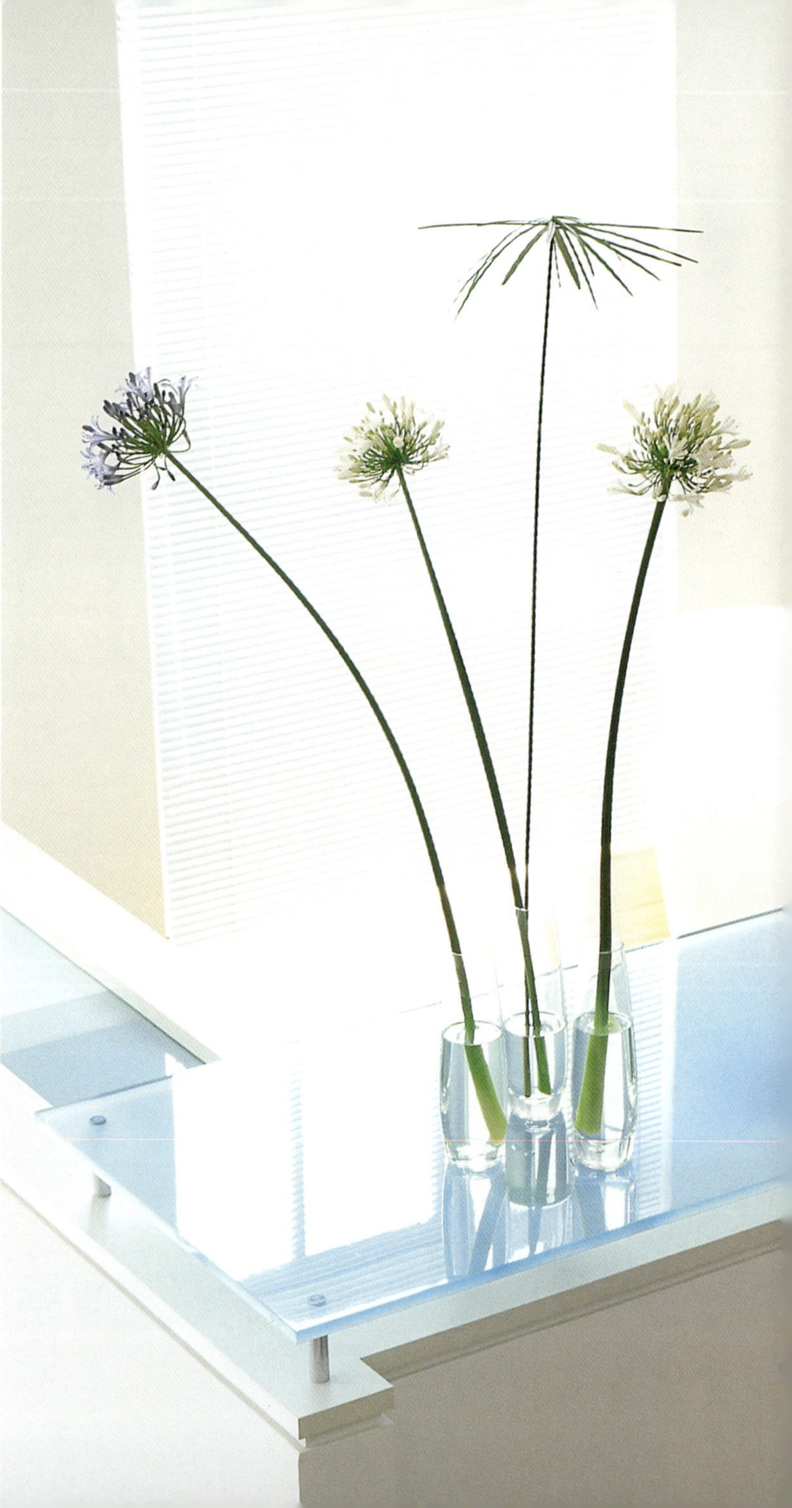

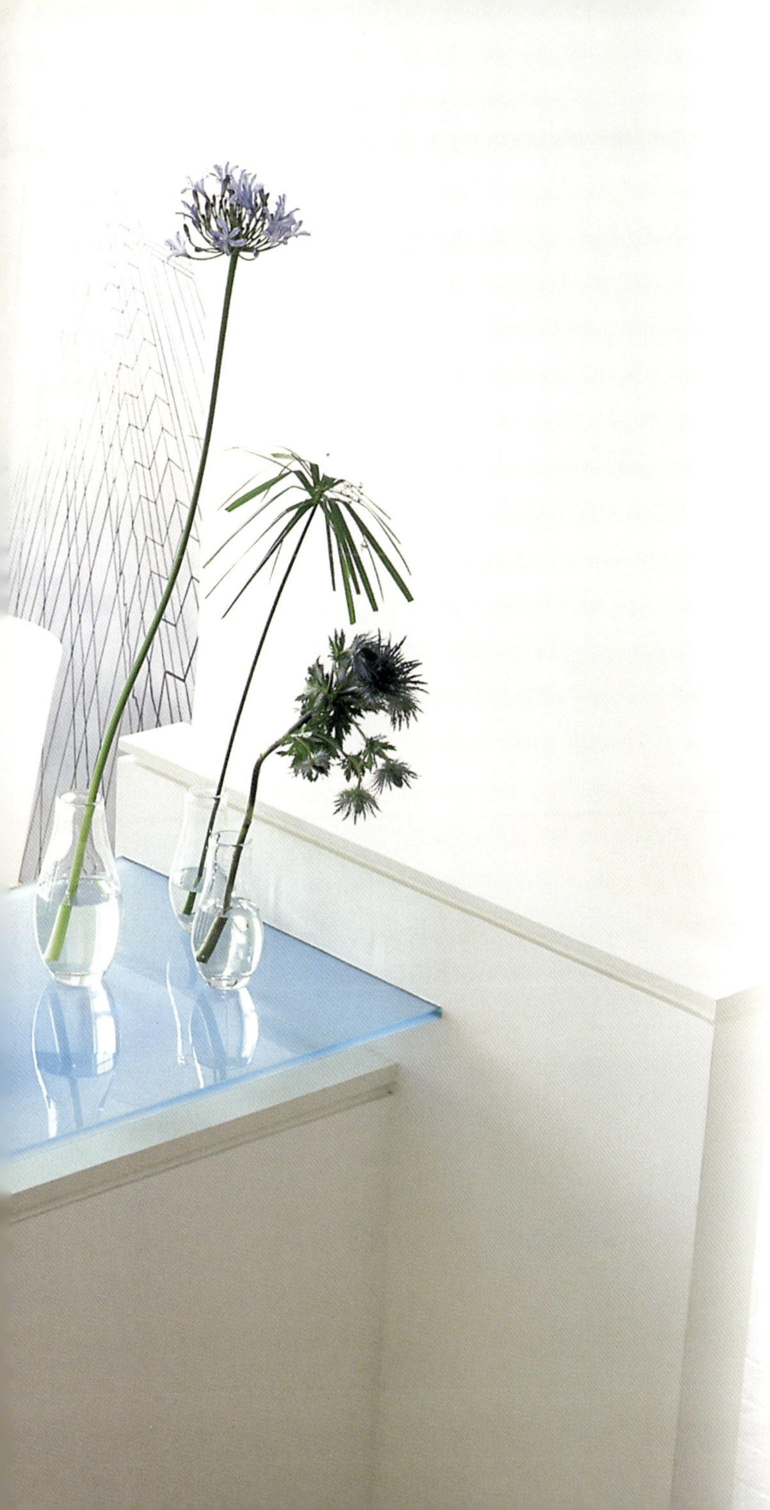

sumario

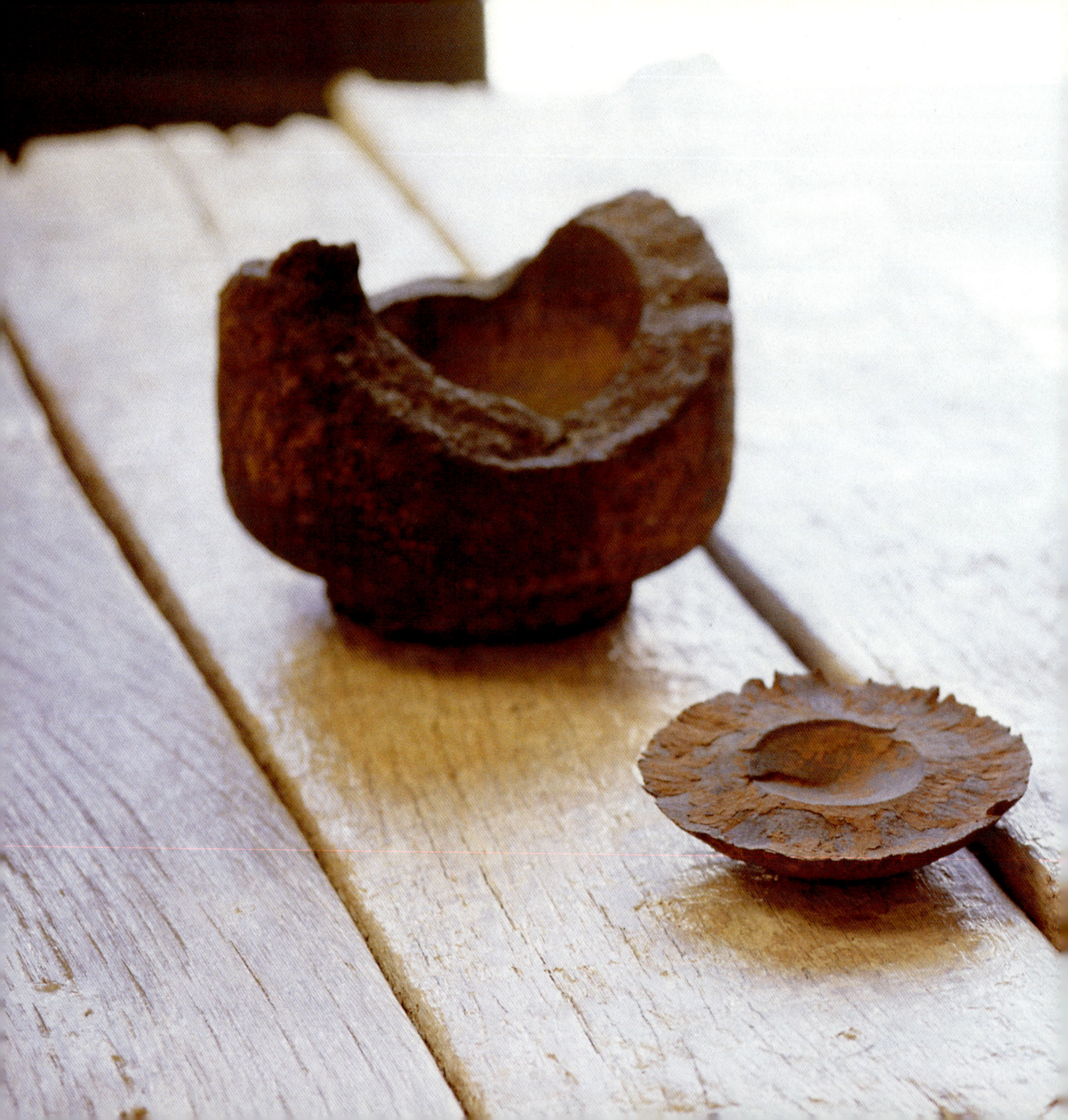

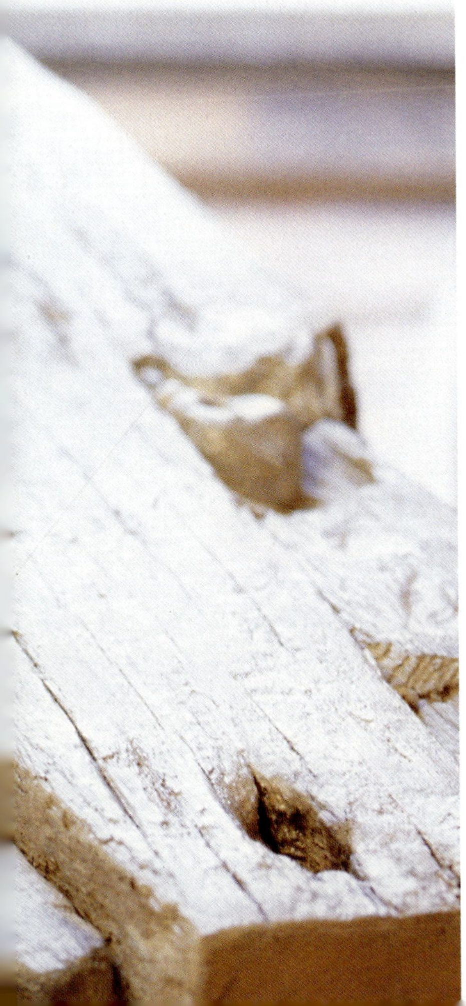

el estilo zen

El budismo zen enseña que la individualidad y el conocimiento personal pueden alcanzarse mediante la meditación, la unión con la naturaleza y una filosofía de vida sencilla. Descubrir cómo pueden aplicarse estos principios a nuestro estilo de vida es el inicio de un viaje hacia la paz interior.

◀ El uso de materiales naturales como la madera infunde una sensación de pureza y armonía a un interior de inspiración zen.

El budismo zen es una antigua religión que abarca muchas tradiciones y ceremonias centradas en la búsqueda de armonía espiritual, libertad e iluminación; para muchas personas se convierte en un estilo de vida. No es necesario abrazar todos los aspectos religiosos del zen para apreciar los beneficios positivos de una filosofía de vida que se concentra en la búsqueda de la tranquilidad y la paz en medio del desorden.

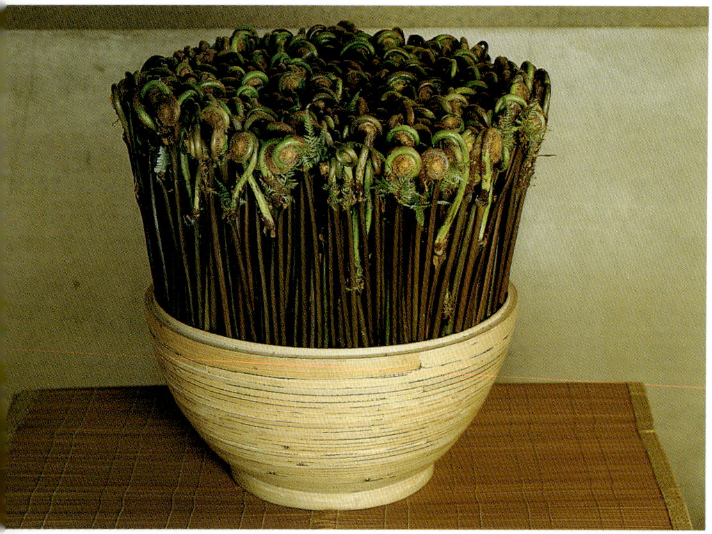

En un mundo cada vez más dominado por la tecnología, estamos empezando a examinar el impacto de la vida moderna sobre el entorno, así como sobre nuestra propia salud y bienestar. El descubrimiento del efecto potencialmente nocivo de las sustancias químicas modernas ha conllevado una demanda de formas más orgánicas de producir los alimentos, algo que también ha alcanzado a la construcción de espacios con el desarrollo de productos más seguros y naturales. Así, arquitectos y diseñadores estudian nuevas formas, empleando materiales procedentes de fuentes sostenibles y abordando las cuestiones de la eficiencia energética y el uso del espacio.

En un mundo ajetreado, ansiamos simplicidad, orden y silencio; por ello nos atraen los aspectos del zen (el espacio, la luz, la funcionalidad,

◀ La combinación de los colores del bol, la estera de bambú y el ramo de espirales de helecho crean un diseño minimalista que sigue muy bien el estilo zen.

el equilibrio y la armonía y el uso de materiales naturales) que pueden satisfacer estas necesidades e influir positivamente en la organización de nuestros hogares y nuestra forma de vivir. De hecho, gran parte del interiorismo contemporáneo refleja estos deseos, desde la disciplina austera del minimalismo hasta la calma ordenada del estilo moderno.

Aplicando los principios del zen a nuestro propio entorno, también nosotros podemos crear un refugio ante las presiones del mundo exterior. Podemos simplificar nuestro hogar, abrir espacios y dejar penetrar el máximo de luz, así como también intentar eliminar el desorden para generar un ambiente más sosegado y con menos distracciones. El objetivo es crear un espacio que nos relaje y nos induzca a una contemplación serena.

▶ Una composición cuidadosa y discreta formada por unos jarrones blancos dentro de una caja de madera oscura se convierte en una escultura singular añadiéndole unos soportes de madera.

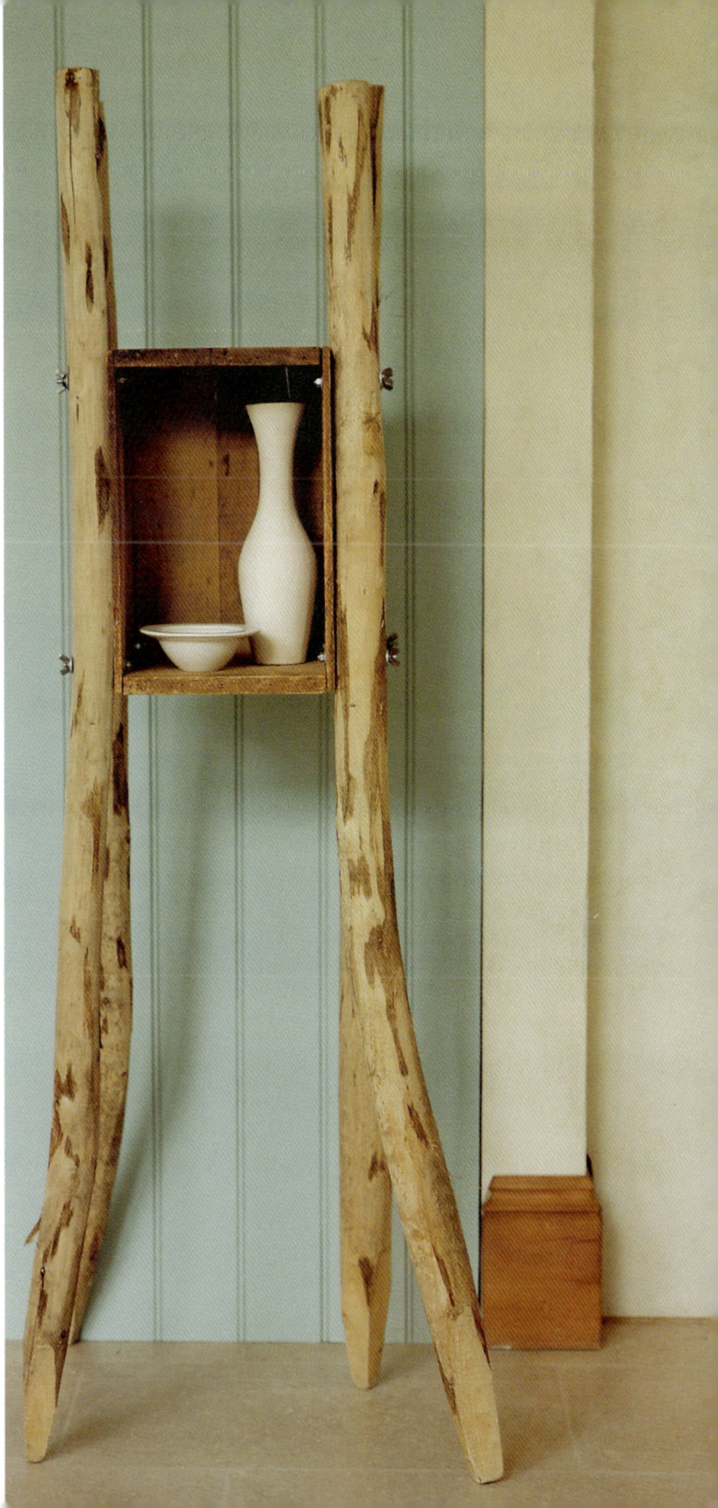

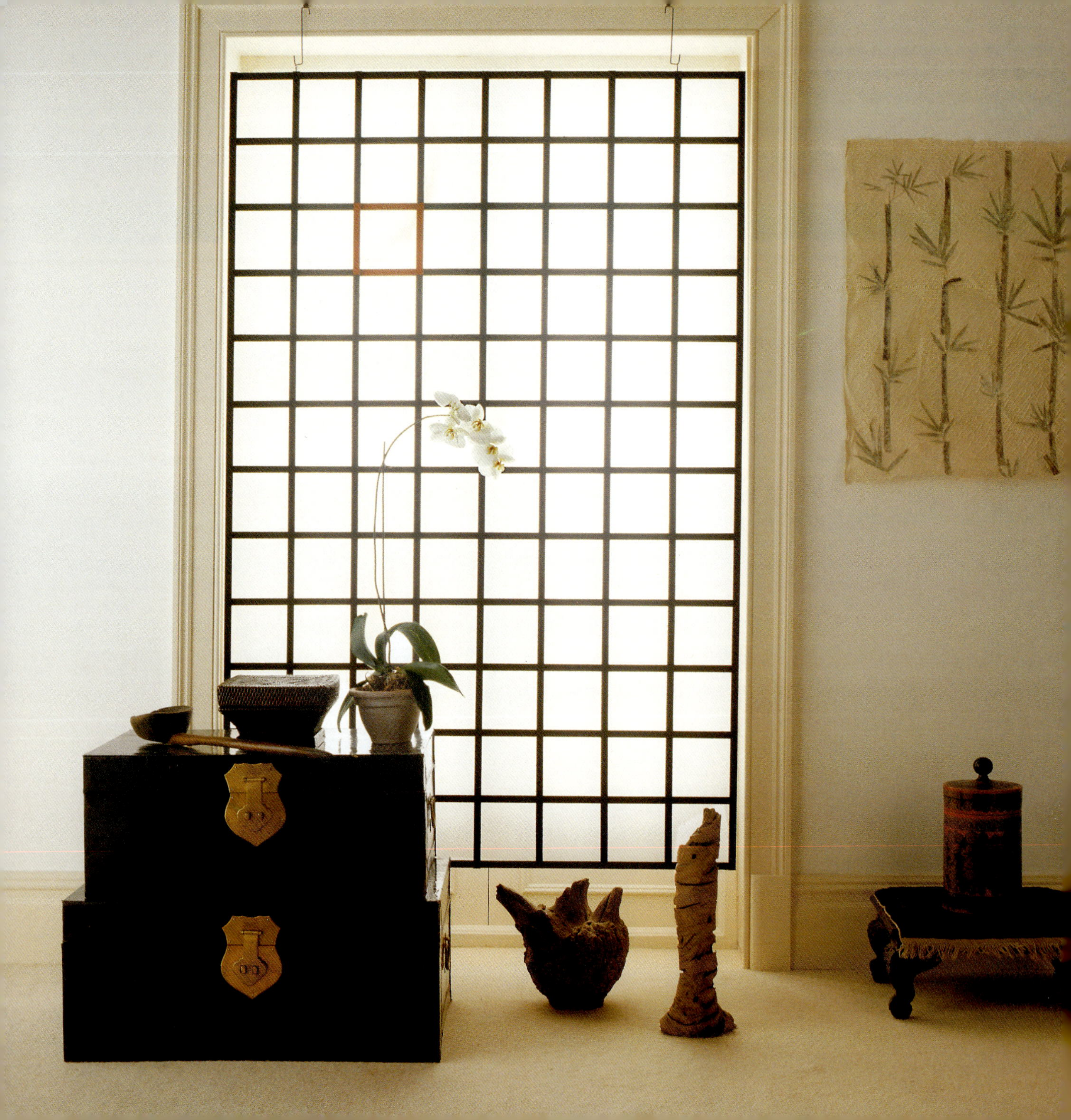

Podemos inspirarnos en el estilo simple y funcional de la casa tradicional japonesa, que suele basarse en los principios del zen. Con unos simples *shojis* o biombos de papel correderos, tatamis de paja y armarios de puertas correderas, los interiores japoneses son lugares de armonía y tranquilidad.

Tanto si optamos por la simplicidad para reducir el mobiliario o la cantidad de objetos superfluos del hogar, como si decidimos utilizar sólo materiales naturales, como madera sin tratar, piedra sin pulir y tejidos sin blanquear, adoptar un estilo zen en el hogar mejorará nuestro bienestar y generará una sensación de equilibrio y armonía.

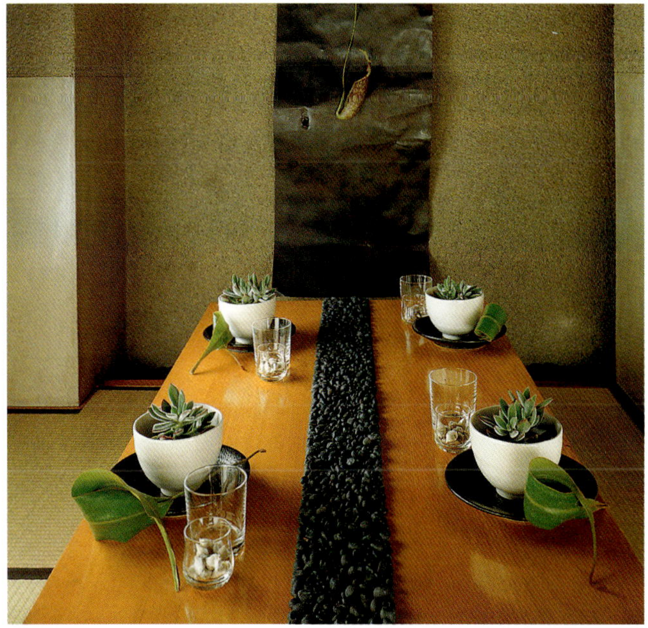

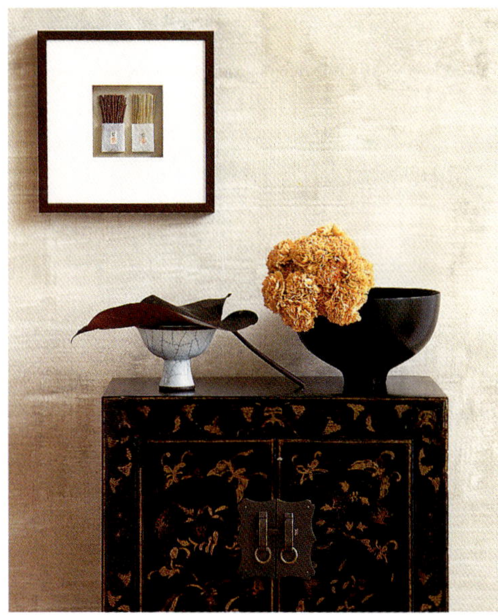

◀ Esta típica habitación japonesa es ordenada y funcional; en ella hallamos la influencia calmante del espacio, la luz y la simplicidad.

▲ ▶ Los principios de orden y equilibrio del zen rigen esta mesa de comedor. La plancha metálica se parece a las que se cuelgan en las paredes de las casas y templos japoneses.

▼ ▶ La disposición del cuadro, los boles y el armario crean una armoniosa composición de formas.

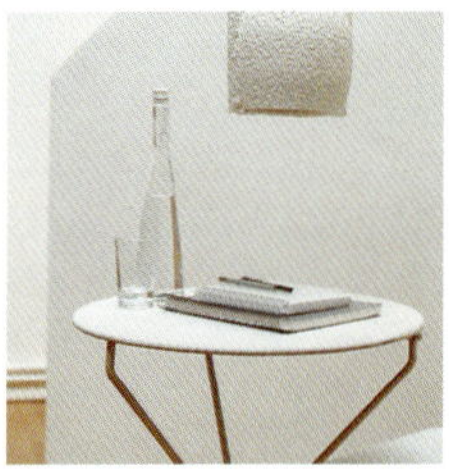

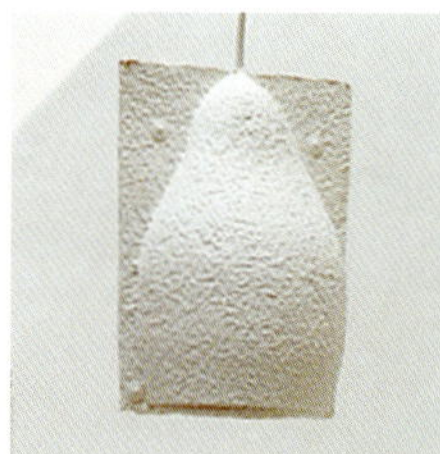

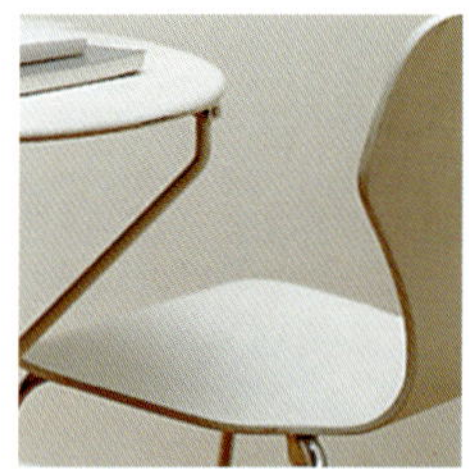

interiores

e s p a c i o

Nuestro deseo de espacio refleja la necesidad de tomarnos un respiro en nuestra vida estresada y frenética. Necesitamos espacio para poder sosegar el ánimo, relajarnos y desarrollar ideas. De todos modos, el espacio interior va mucho más allá de las dimensiones y las paredes. Empleando una paleta restringida de colores claros y materiales naturales y limitando al mínimo el mobiliario, un piso pequeño y bien ordenado puede parecer más espacioso que una casa grande y desordenada. Explorando maneras distintas de utilizar el espacio en nuestro hogar podremos abrirnos a nuevas formas de vida.

▶ Los jarrones de cristal liso quedan espléndidamente enmarcados en el nicho. El plato que está delante se ha colocado de modo que nada interfiera en la apreciación de su forma suavemente curva.

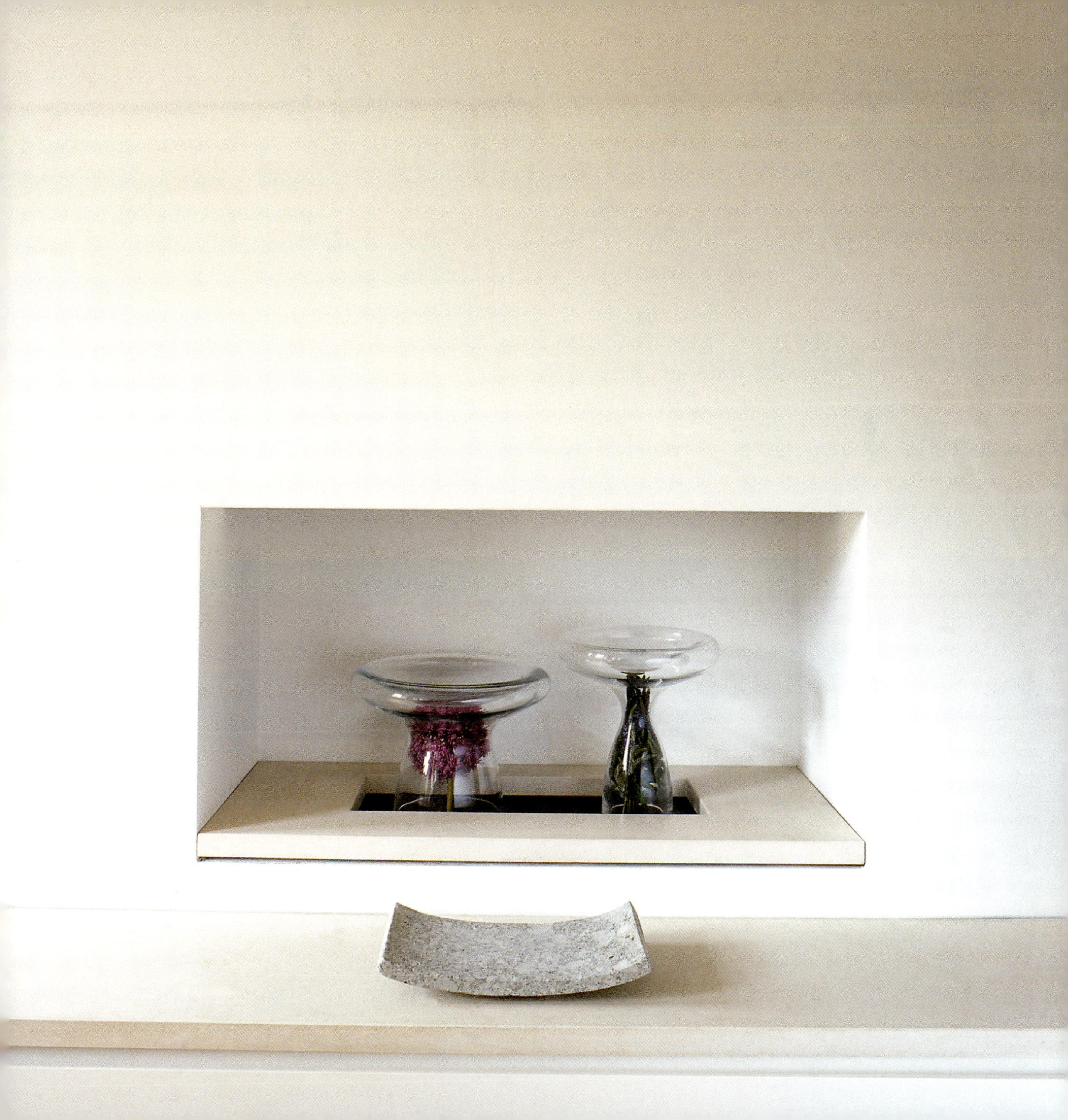

Muchas casas japonesas tienen un estilo característico basado en la simplicidad y la disciplina. Para crear una atmósfera tranquila y relajante se limita el número de objetos de cada habitación, si bien cada uno se elige cuidadosamente considerando tanto su funcionalidad como su belleza y diseño.

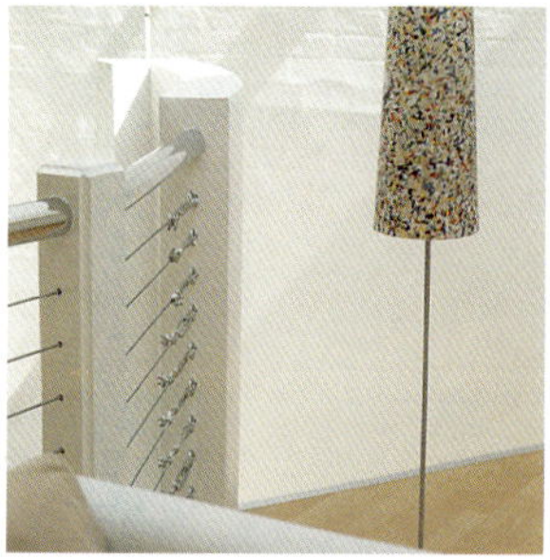

El arte y la cultura japonesas incluyen el concepto del *ma,* que consiste en colocar los objetos de modo que la distancia entre ellos se ajuste a un sentido del espacio adecuado. Ello influye en la disposición del mobiliario y de los objetos decorativos, así como en la forma en que interactúan entre sí y las proporciones y los detalles arquitectónicos de la estancia. Dar espacio a los objetos para que respiren conlleva que no haya un solapamiento de formas, líneas o colores que distraiga la vista, pudiéndonos concentrar más claramente en la belleza de cada pieza individual.

Organizar nuestro hogar de acuerdo con nuestro estilo de vida puede llevarnos a utilizar y apreciar de forma nueva el espacio que habitamos. Un interior austero, desprovisto de muebles u objetos superfluos, parece más amplio. Además, la sensación de espacio se mantiene y potencia cuando los suelos y las paredes se dejan vacíos y las ventanas sin cubrir o con persianas simples. Limitar la gama de colores a tonalidades de un único color pálido genera una sensación de orden y espacio. Asimismo, la belleza de un objeto, como una lámpara escultórica, destaca sobre un fondo neutro y despejado.

▶ Situar la cama en el centro de la habitación añade una atmósfera ritual a los actos de dormir y levantarse.

▲ Las paredes blancas y un espacio generoso ayudan a subrayar las líneas simples y elegantes de esta lámpara.

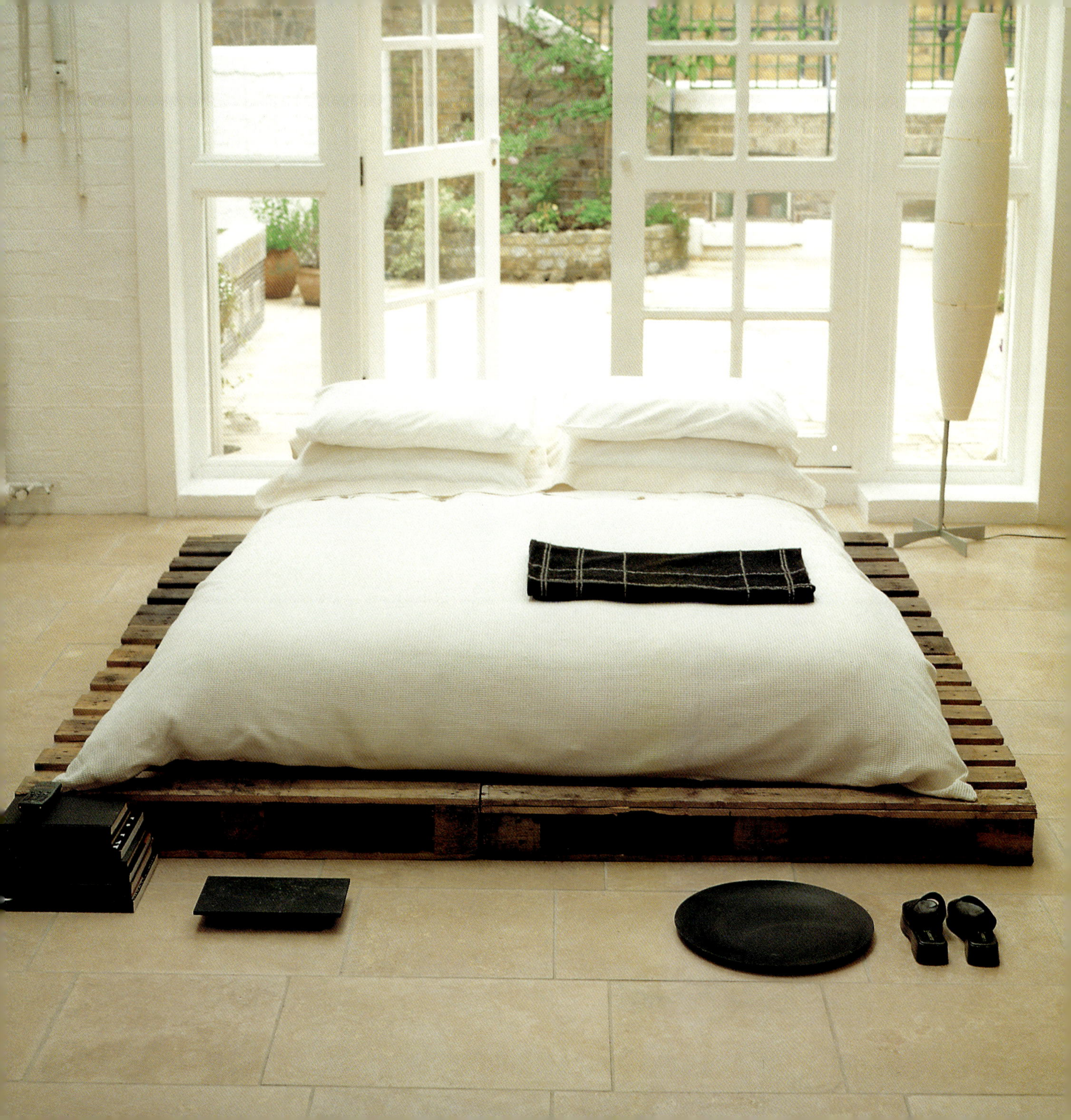

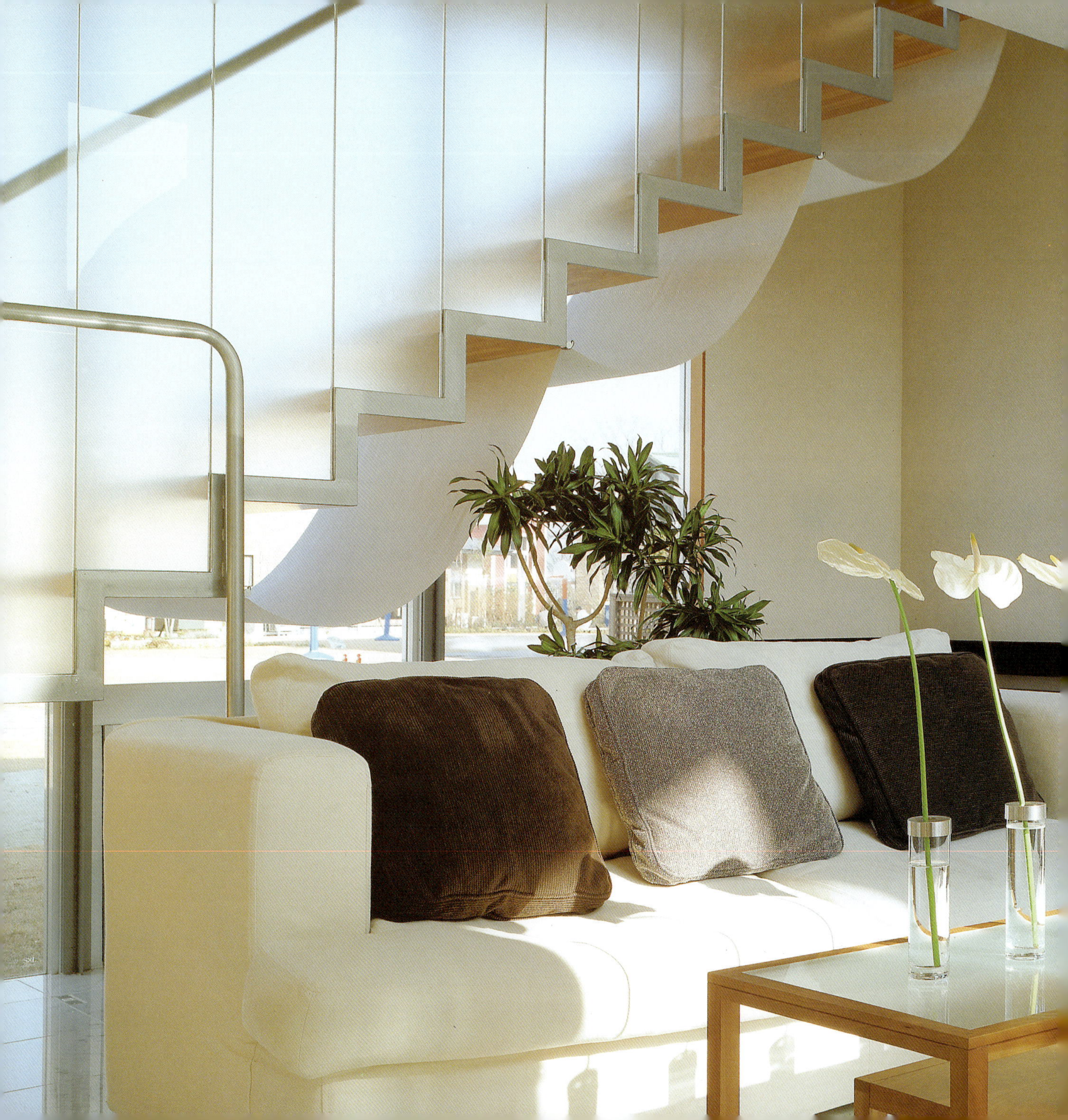

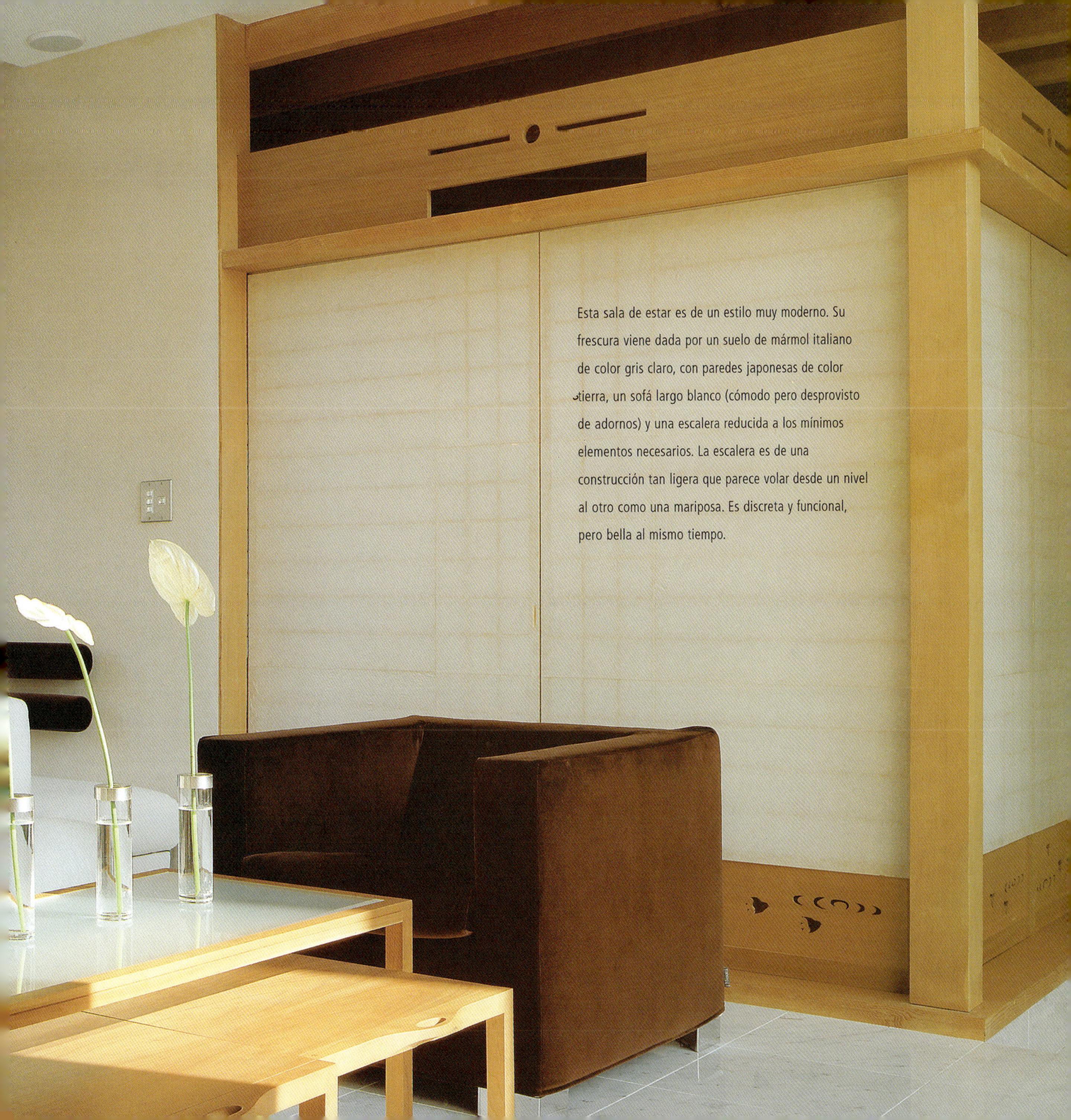

Esta sala de estar es de un estilo muy moderno. Su frescura viene dada por un suelo de mármol italiano de color gris claro, con paredes japonesas de color tierra, un sofá largo blanco (cómodo pero desprovisto de adornos) y una escalera reducida a los mínimos elementos necesarios. La escalera es de una construcción tan ligera que parece volar desde un nivel al otro como una mariposa. Es discreta y funcional, pero bella al mismo tiempo.

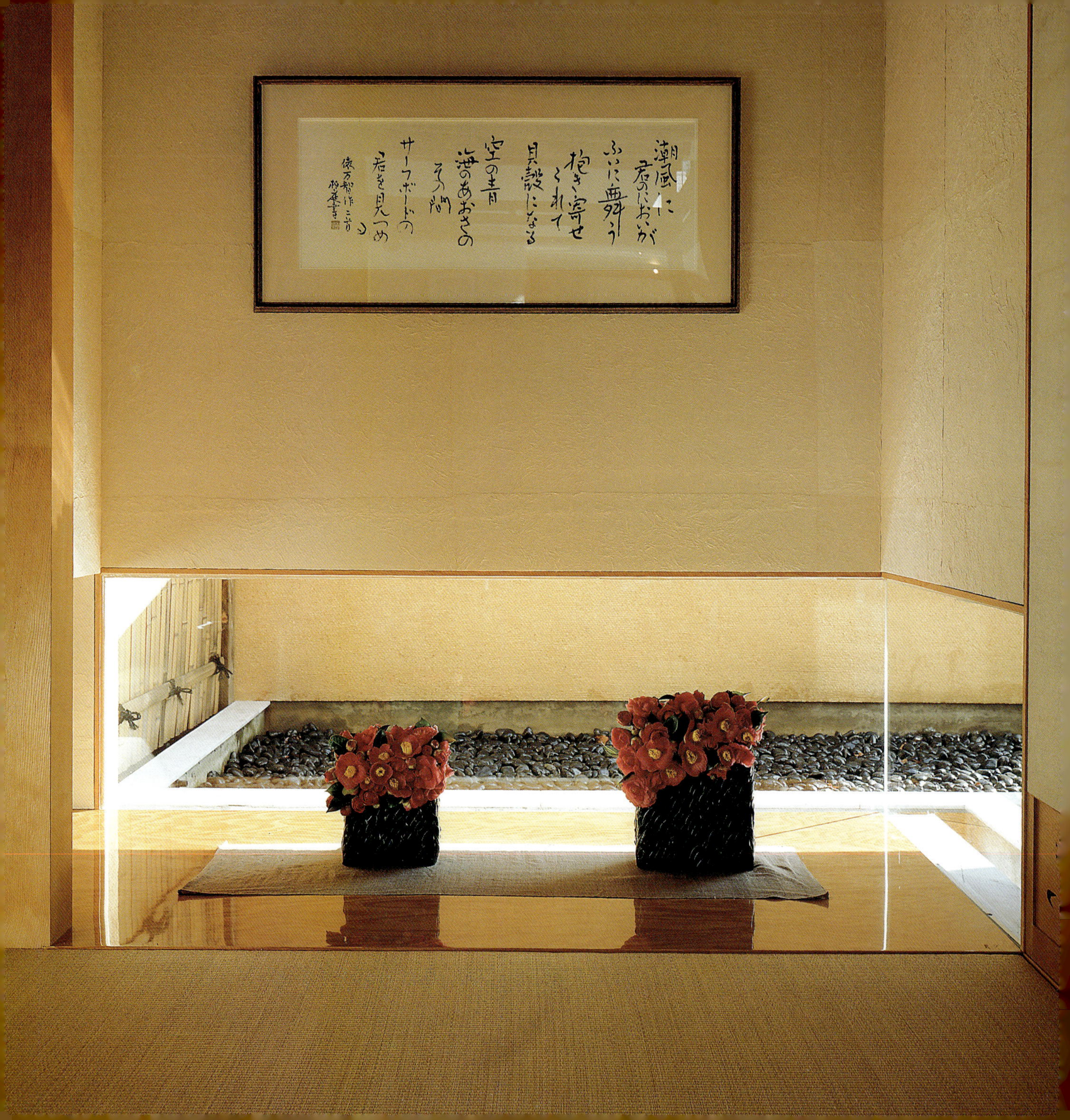
潮風に
君のにおいが
ふいに舞う
抱き寄せ
くれて
貝殻になる
空の青
海のあおさの
その間
サーフボードの
君を見つめる
俵万智作 二首

l u z

Asociada a los aspectos positivos de la vida, la luz es esencial para nuestro bienestar físico y espiritual. Su ausencia entorpece nuestros sentidos y afecta a nuestras emociones. Los interiores serenos de inspiración zen aprovechan la luz disponible (ya sea natural o artificial) para potenciar la sensación de espacio y crear una atmósfera tranquila y relajante. Controlando la cantidad y el tipo de iluminación es posible inspirar diferentes estados de ánimo, de acuerdo con la función de la estancia y el momento del día.

◀ El cristal situado a ras del suelo regula la cantidad de luz solar que entra en esta habitación, permitiendo que ilumine el interior sin perturbar su ambiente tranquilo.

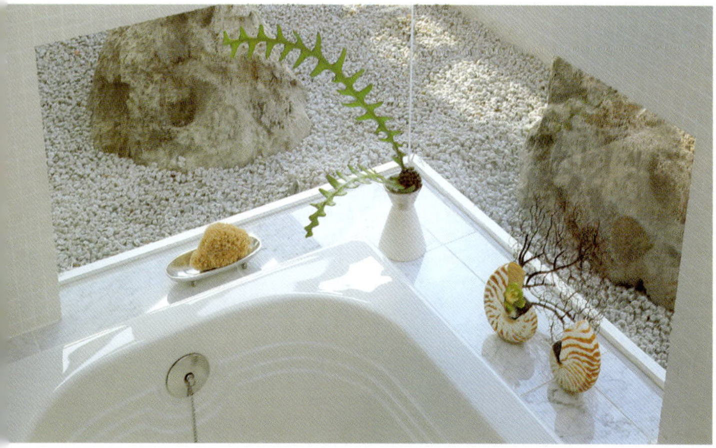

▲ La luz que reflejan la bañera y el mármol pulido realza las formas irregulares de los objetos naturales.

Las fuentes de luz sutiles y discretas, complementan un interior bien ordenado. Dejando entrar la luz a ras del suelo se cambia el centro de atención de la estancia, por ejemplo desviando la mirada hacia un patio. En el cuarto de baño se gana intimidad y se disfruta de la ralajante experiencia de estar en la bañera con una vista de las rocas y piedras del exterior.

La luz define los objetos. Si es intensa, realza su contorno y pone en primer plano sus detalles. Una iluminación más suave acentúa el volumen de los objetos, mientras que la luz tenue proyecta sombras y convierte las formas en siluetas planas.

El blanco puro intensifica el efecto de la luz, creando un fondo luminoso para las líneas limpias de las formas simples. Las paredes blancas pueden animar la atmósfera de una habitación pequeña o sombría, o bien dar una mayor sensación de amplitud. Los tonos apagados absorben una parte de la luz, suavizando los contornos fuertes y produciendo un efecto más tenue.

La luz natural puede manipularse para alterar el ambiente de una habitación. Las persianas pueden subirse o bajarse para que entre la luz de la mañana o suavizar el resplandor de la tarde. Los materiales traslúcidos, como la muselina, filtran la luz para dar a la estancia una atmósfera más íntima, ideal para los momentos contemplativos del zen.

De hecho, en los hogares japoneses se suelen separar las habitaciones con paneles de papel o *shojis* en lugar de tabiques sólidos. Así, el espacio parece más abierto y la luz llega a las zonas peor iluminadas.

Con su blancura lechosa, el cristal escarchado también difunde magníficamente la luz, proporcionando intimidad. El cristal empleado como material estructural (por ejemplo, en forma de pavés) favorece aún más la sensación de luz y espacio.

La transparencia también aporta una sensación de ligereza, y la belleza de unos jarrones de cristal simples reside en el contraste entre su utilidad funcional y su presencia casi invisible.

Las superficies reflectantes como el acero inoxidable maximizan la luz. Asimismo, aportan viveza y brillo, cualidades asociadas a la limpieza y la frescura.

▲ ▶ Una cristalería delicada se vuelve casi invisible bajo la luz solar. Unos toques de verde sugieren el jardín del exterior.

▼ ▶ La luz que refleja este suelo de madera encerado pone de relieve las demás texturas.

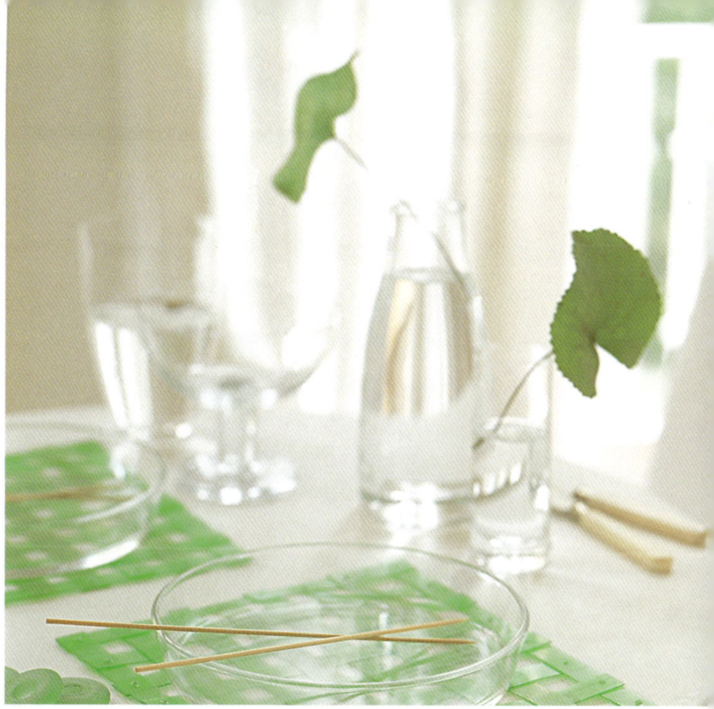

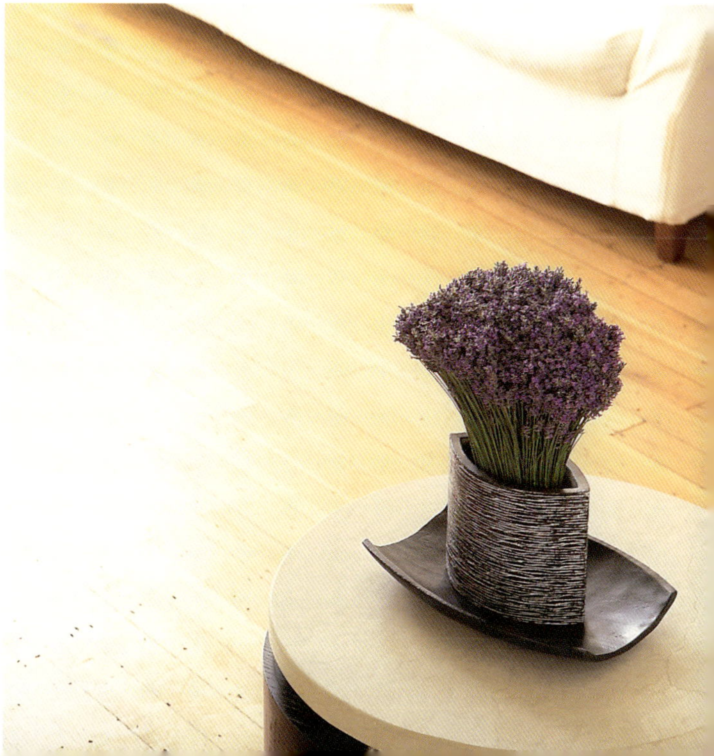

La luz y la sombra parecen independientes pero están estrechamente vinculadas,

ya que la sombra no es más que la ausencia de luz.

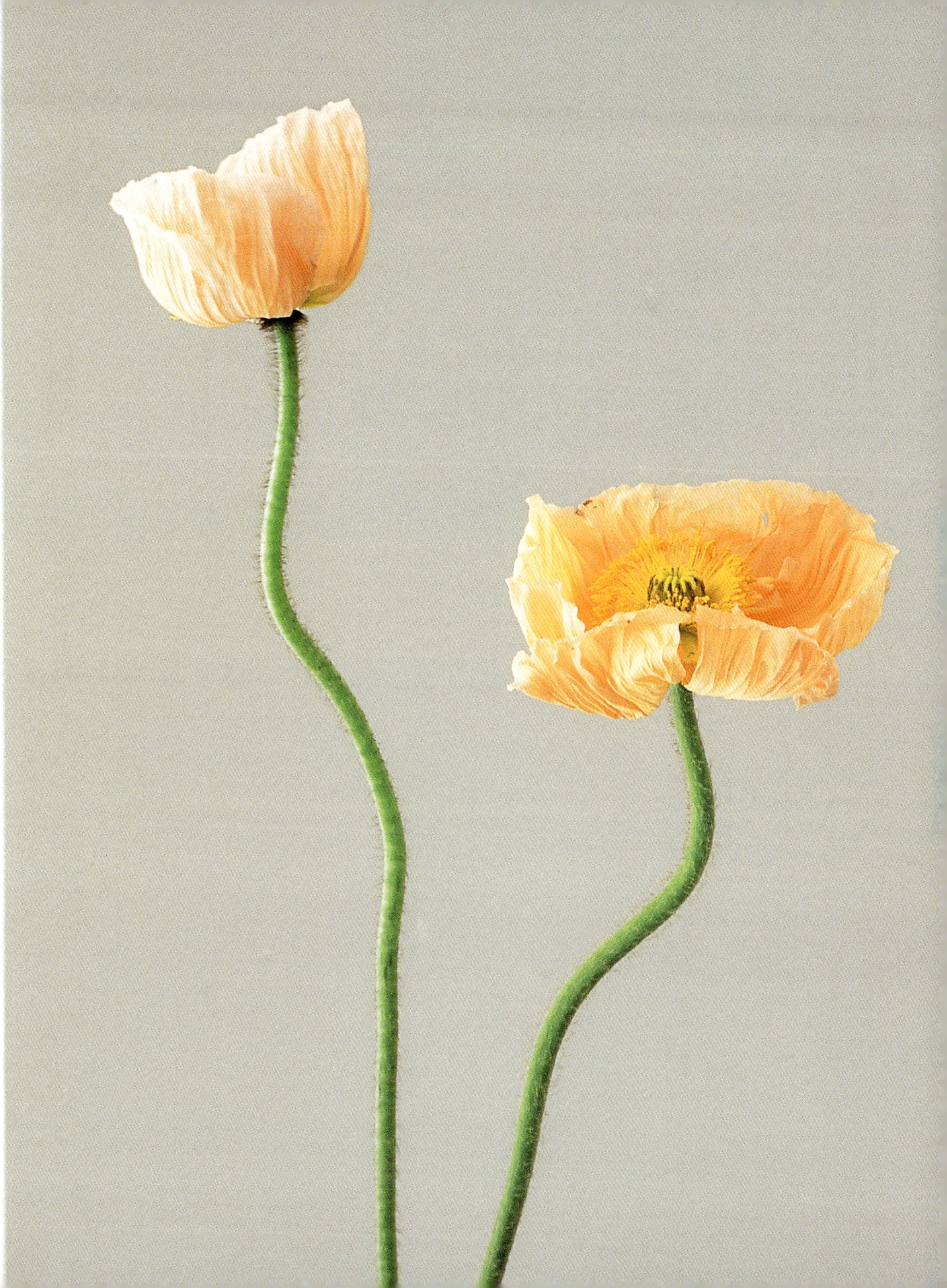

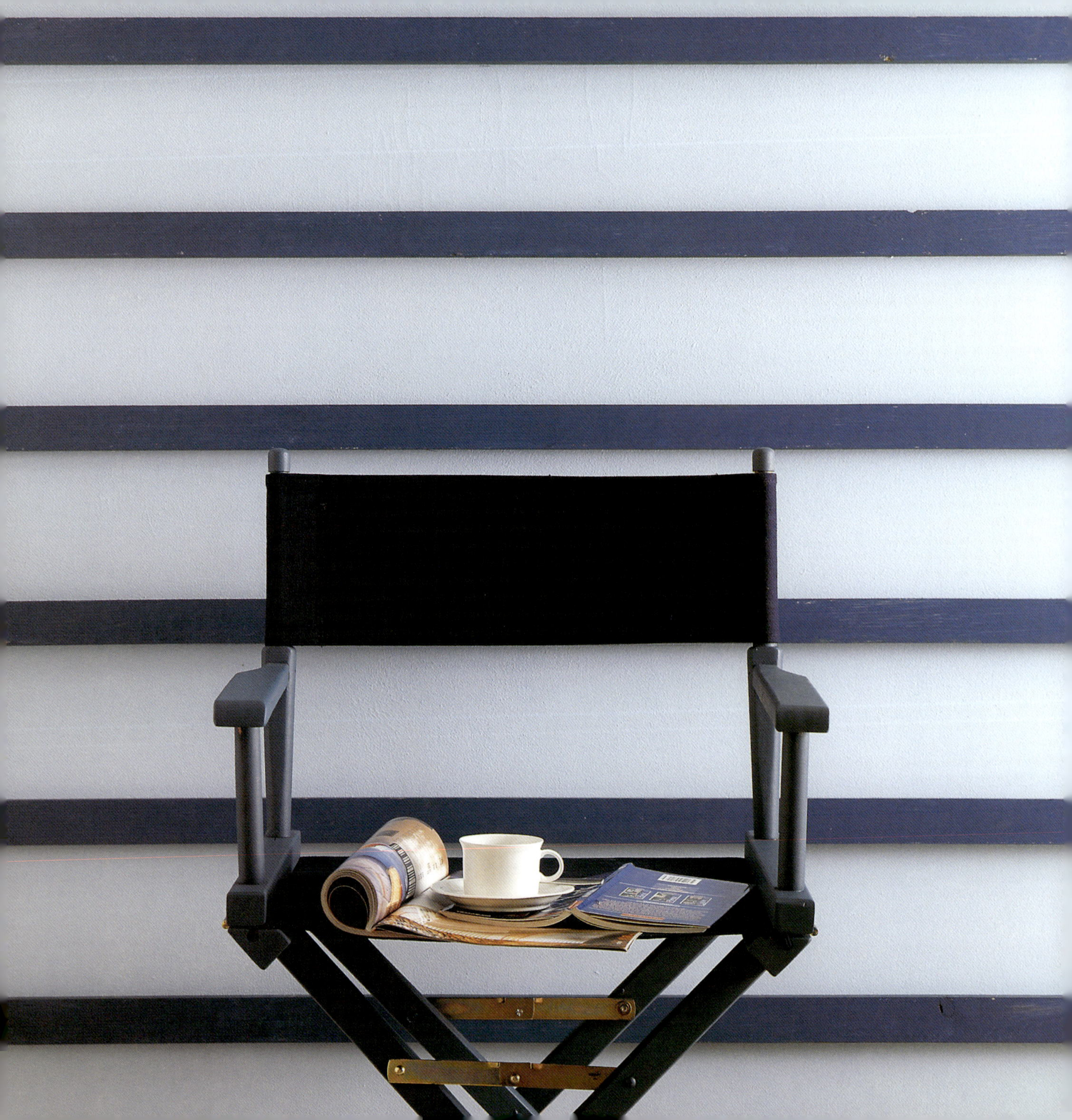

o r d e n

El zen se ocupa de la búsqueda de la paz interior en medio del desorden y el caos del mundo exterior. Aportar orden a nuestras vidas nos ayuda a alcanzar un estado de calma y quietud. Y, aunque quizá sea imposible imponer un sentido del orden en todos los aspectos de la vida, podemos organizar nuestros hogares para convertirlos en remansos donde podamos recuperar el equilibrio. El placer que se obtiene organizando nuestras posesiones cuidadosa y reflexivamente es un fantástico antídoto contra el ritmo frenético de la vida moderna.

◀ La atención cuidadosa a la separación ordenada entre estos listones de madera pintados de azul aumenta su impacto sobre una pared blanca y lisa. La regularidad de la pared halla un reflejo en las líneas de la silla.

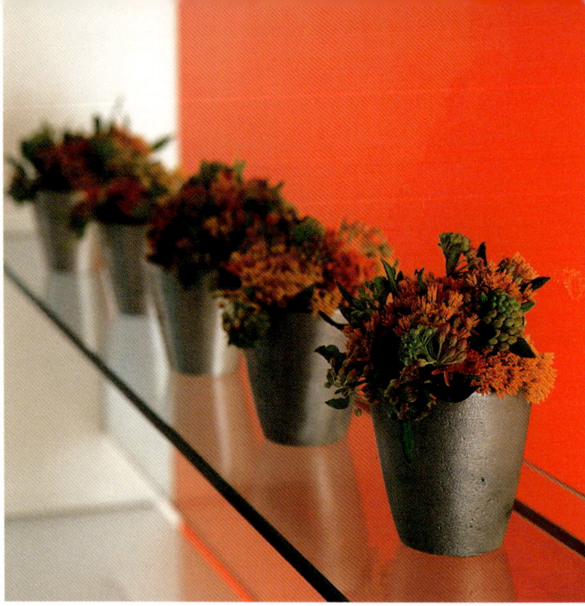

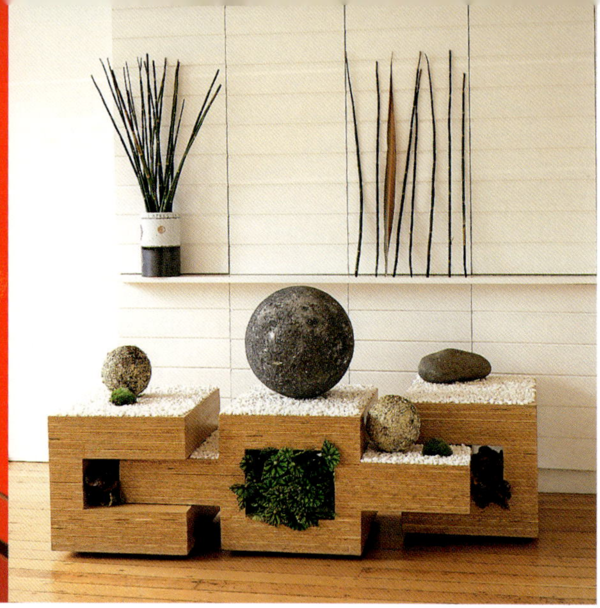

◀ Una ordenada hilera de macetas se suaviza con las variaciones naturales en el color y la forma de las plantas.

▶ Ni tan siquiera las formas irregulares de las plantas empañan la geometría estricta de esta estudiada composición.

Una casa ordenada inspira una sensación de control sereno. Las tareas cotidianas, como limpiar y fregar, serán más fáciles y requerirán menos tiempo si tenemos los objetos bien organizados. Impidiendo que el espacio se llene de desorden y minimizando el número de objetos que requieran limpieza y cuidado se reduce el trabajo que conllevan las tareas del hogar.

Tener cada cosa en su lugar facilita las tareas cotidianas y las hace más agradables. Los rituales sencillos como preparar la comida son más gratificantes cuando los aparatos y utensilios están organizados de modo que sean accesibles y agradables a la vista. Incluso los artículos de cocina básicos, como cucharas de madera, boles y tablas de cortar, pueden formar una atractiva composición de formas geométricas simples y colores tenues. Del mismo modo, saber que las toallas y el jabón estarán en su sitio en un cuarto de baño limpio nos ayudará a prepararnos para un nuevo día y a relajarnos tras uno difícil.

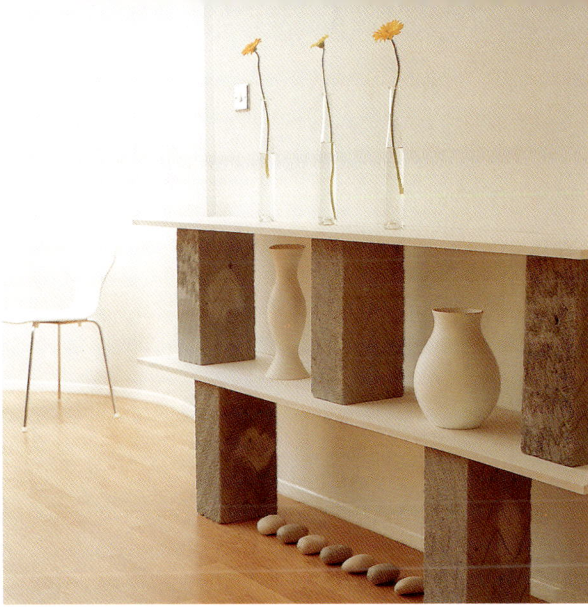 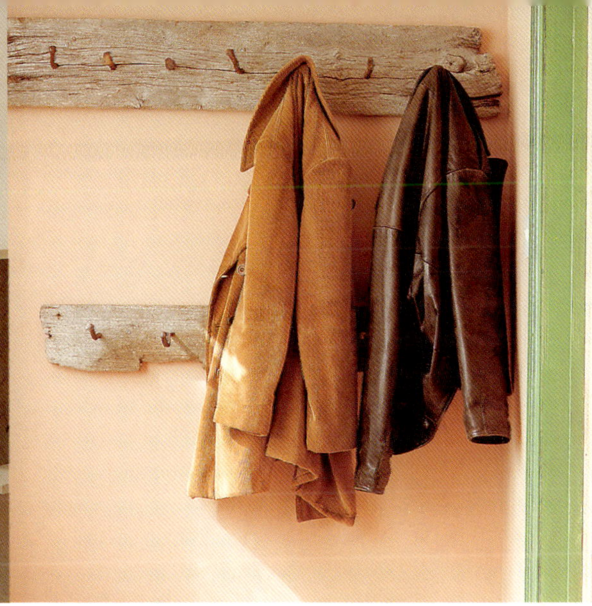

◄ Esta composición cuidadosamente dispuesta une el hormigón con textura, los jarrones y los cantos rodados lisos y el cristal delicado.

► Un entorno limpio y despejado fomenta un estilo de vida ordenado.

La sobriedad de una paleta restringida impone un sentido del orden y mantiene una sensación de serenidad. Incluso un grupo de objetos dispares puede unificarse empleando un solo color o diferentes tonos del mismo. Los blancos, los colores neutros, los verdes suaves y los marrones de madera pueden acentuarse con tonos más vistosos, como un toque de gris granito oscuro o un color primario llamativo.

Crear un entorno sereno y armonioso supone reducir el número de objetos y elementos de la estancia y agrupar los que queden para que se conviertan en parte integral del espacio. Con menos objetos a la vista, cada uno puede apreciarse por sus cualidades y asociaciones especiales, además de su apariencia. Disponer un número de tiestos o jarrones idénticos o semejantes en una hilera ordenada ayuda a resaltar la belleza de su forma simple. Una disposición de cantos rodados lisos atrae la vista no sólo sobre sus semejanzas, sino también sobre las pequeñas variaciones de tamaño, color y forma de cada uno.

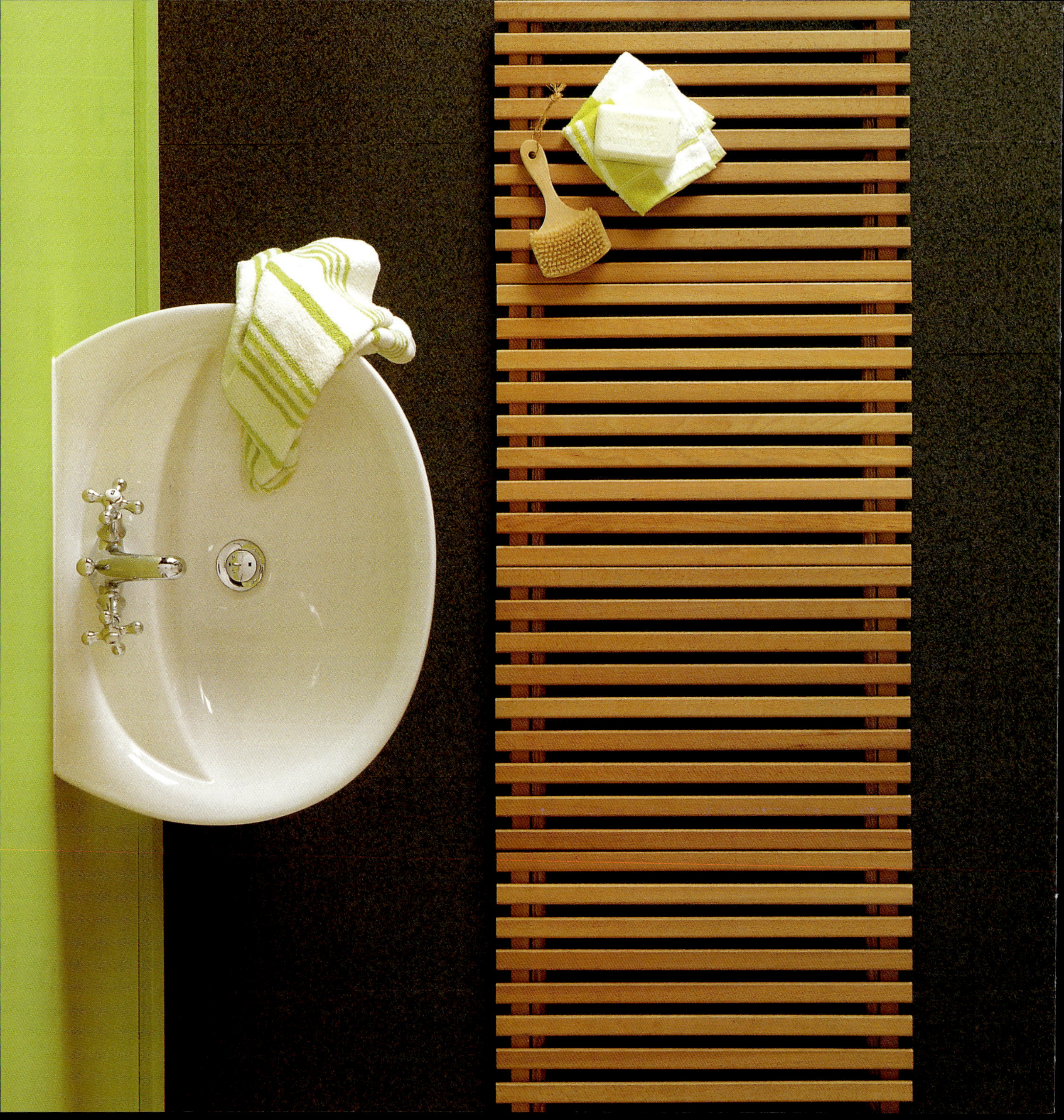

f u n c i o n a l i d a d

El concepto de que la forma siga a la funcionalidad conduce a formas agradables y a un buen diseño. Utilizar algo que funcione correctamente y sea estéticamente agradable convierte las tareas del hogar como limpiar y cocinar en experiencias gratificantes. La simplicidad austera de un bol blanco liso o un futón tradicional es atractiva además de práctica. Los requisitos de facilidad de uso, comodidad y resistencia producen líneas elegantes y curvas gráciles que dan a objetos tan dispares como una mesa o una cuchara una belleza inherente.

◀ Los listones de madera de este cuarto de baño son prácticos y funcionales, a la vez que muestran una agradable simetría, especialmente sobre los contornos y la blancura impoluta del lavabo.

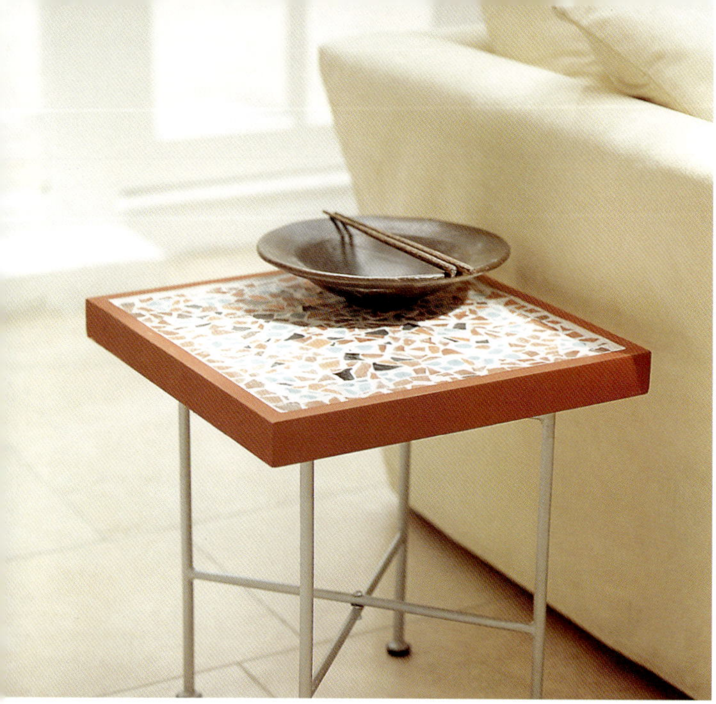

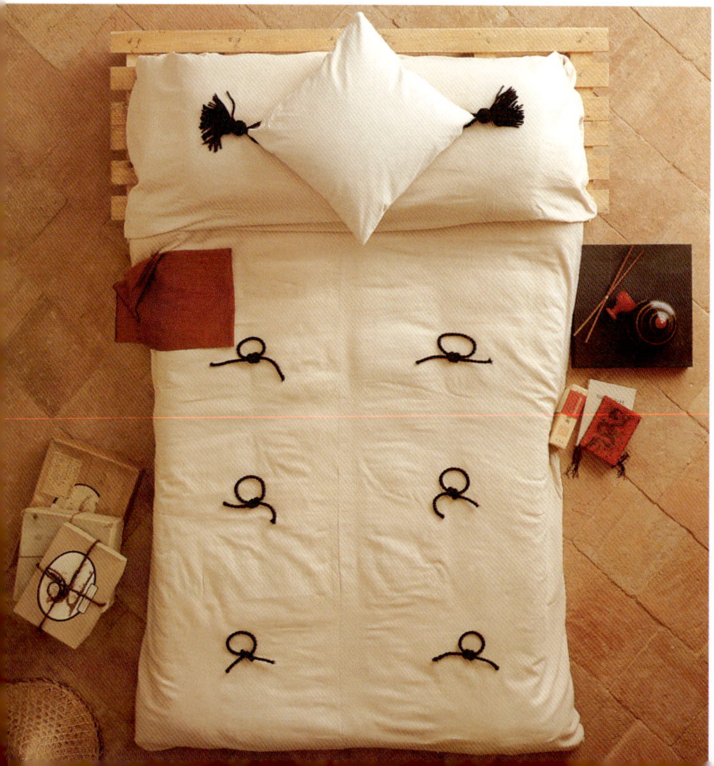

Los seguidores del zen ven belleza en el proceso creativo y consideran las tareas diarias como actos de los que puede obtenerse satisfacción. A este fin, incluso los objetos más prosaicos deben estar diseñados cuidando los detalles y emplearse con respeto y reverencia.

Para que algo nos dé placer al utilizarlo, es necesario que funcione bien. La funcionalidad de cualquier objeto debe ser tan importante como su aspecto, ya sea un simple bol de arroz, una silla o un cubierto.

Una estera de listones de madera es ideal en un cuarto de baño, donde protege los pies de la humedad o el frío del suelo y deja pasar el agua

▲ ◀ Sorprendentemente delgadas, las patas de acero son perfectamente capaces de soportar el peso de esta mesa con mosaico.

▼ ◀ La comodidad y el aspecto práctico se combinan en el diseño simple del futón tradicional, que ejemplifica la simplicidad austera del zen.

▶ Las curvas elegantes y el suave tapizado en cuero hacen que esta silla sea cómoda, además de tener estilo.

salpicada para mantener la superficie seca. El futón es otro elemento simple pero bien diseñado, con una base de listones a través de la cual puede circular el aire debajo del colchón tradicional, pudiendo girarse y plegarse fácilmente. La sábana de algodón es resistente, pero, al ser un material natural, «respira».

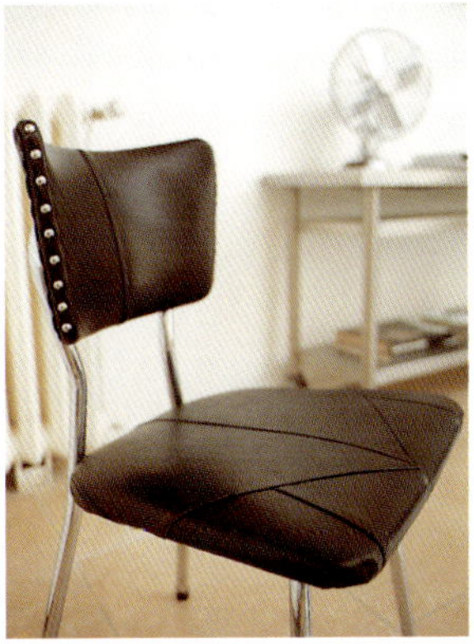

La comodidad es importante en la funcionalidad. Un buen diseño tiene en cuenta la relación entre objeto y persona. Las formas que encajan con los contornos y se adaptan a las necesidades del ser humano poseen una belleza natural y una facilidad de uso a las que es fácil adaptarse, desde los bordes redondeados del mango de un cuchillo que encaja perfectamente en la mano hasta la curva cuidadosamente diseñada del respaldo de una silla. La decoración y la ornamentación superfluas empañan las líneas claras y las formas simples, además de reducir la eficiencia del objeto.

Todo en el hogar debe tener una utilidad, aunque sólo sea la de ser agradable a la vista de quien lo contempla. El uso de materiales naturales, como algodones y linos no blanqueados, sintoniza perfectamente con la estética de un espacio de inspiración zen. Además, el carácter reconfortante de la ropa de cama, las toallas y las prendas de vestir recién lavadas se intensifica con la comodidad, la calidez o la frescura de las fibras naturales.

Las propiedades innatas de la madera la hacen un material perfecto para muchos objetos del hogar, ya que sus sutiles vetas y colores dan calidez, textura y carácter. Al madurar, la madera desarrolla tonalidades más ricas, unos bordes más suaves y una superficie más lisa. El metal tiene belleza, resistencia y elegancia. El acero inoxidable conserva su buen aspecto, mientras que otros metales desarrollan una pátina con los años que refleja el uso frecuente, así como el paso del tiempo.

Lo importante no es el tiempo que hayas pasado,

sino lo bien que lo hayas pasado durante ese tiempo.

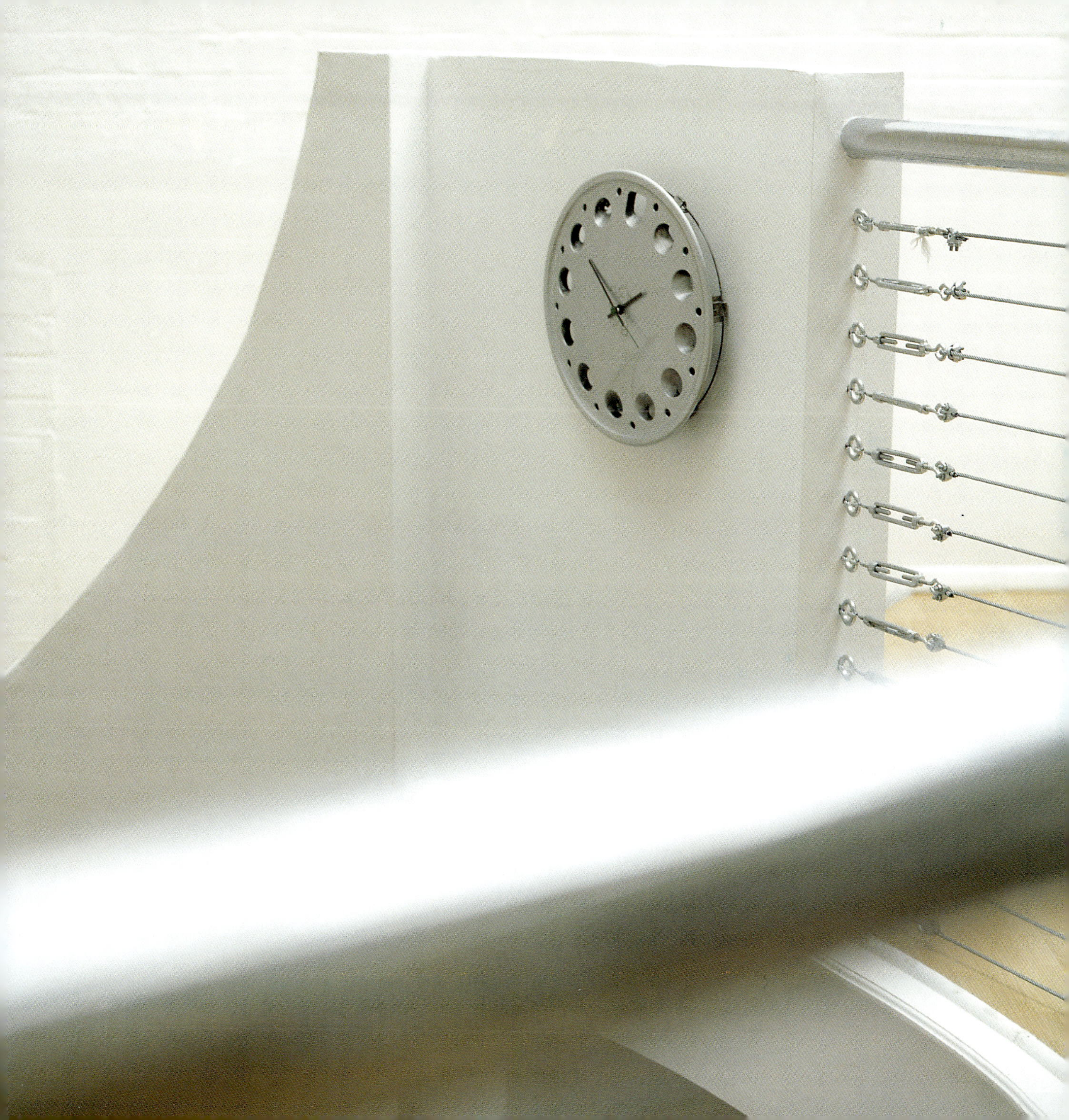

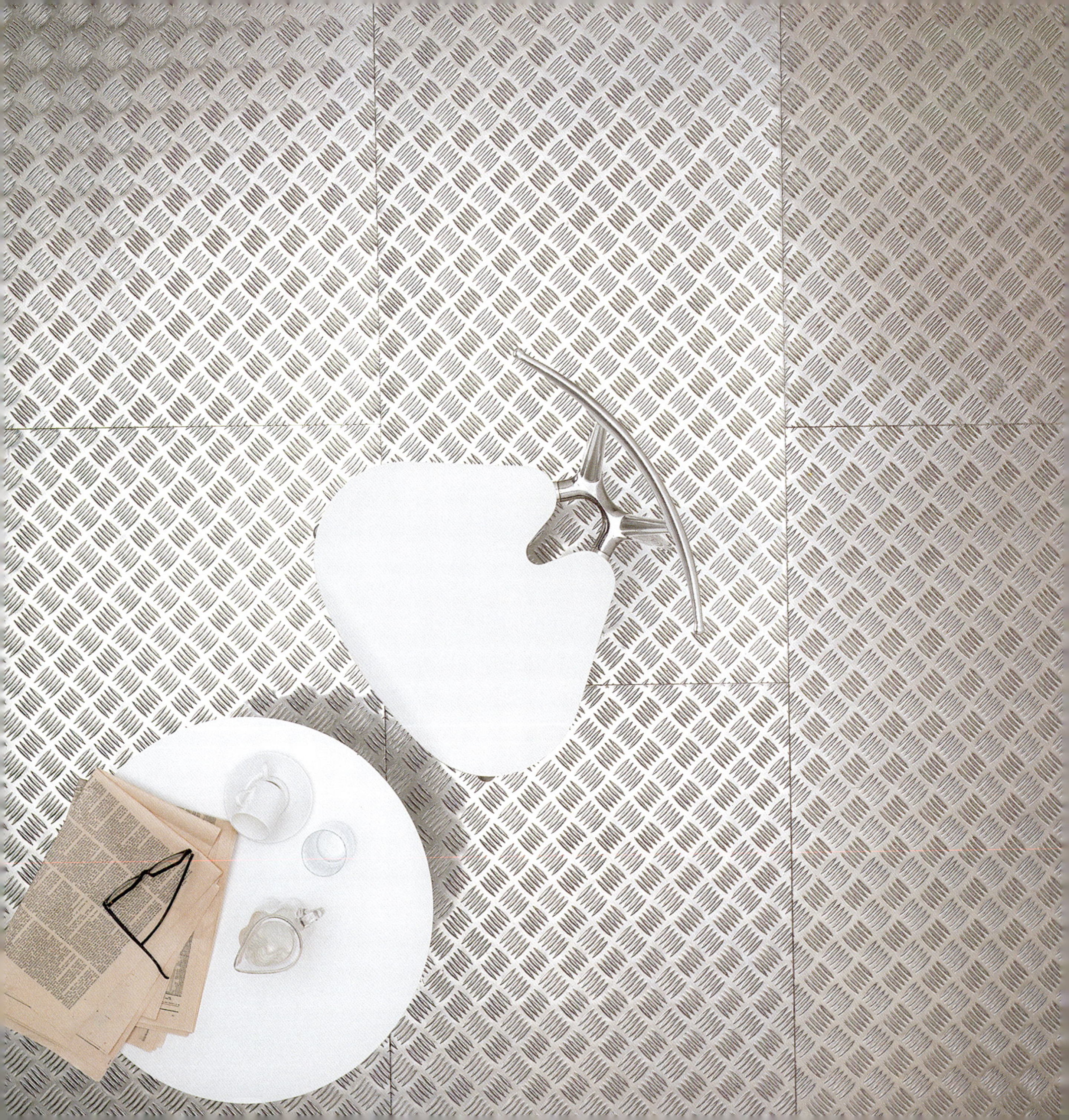

s i m p l i c i d a d

La idea de llevar una vida con lo mínimo necesario resulta atractiva a quienes están atrapados en la compleja red de la vida moderna. Una de las formas más sencillas de simplificar nuestra vida es crear un entorno más tranquilo y despejado en nuestro hogar. Reducir el número de objetos de nuestro entorno libera espacio y nos permite además relajarnos y pensar con más claridad. Las cosas más simples de la vida suelen ser las que más placer nos reportan: la belleza de una flor, una silla cómoda o la sensación de unas sábanas recién lavadas.

◀ La asombrosa simplicidad del blanco sobre el metal claro se ve realzada por las curvas sensuales de la silla y el motivo y la textura regulares del suelo.

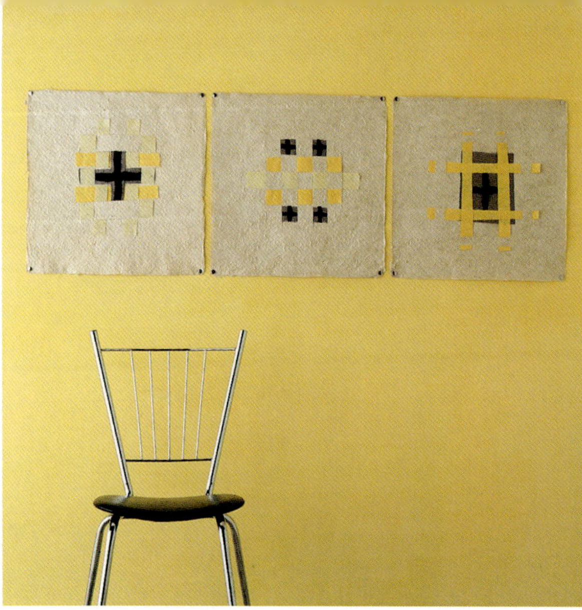

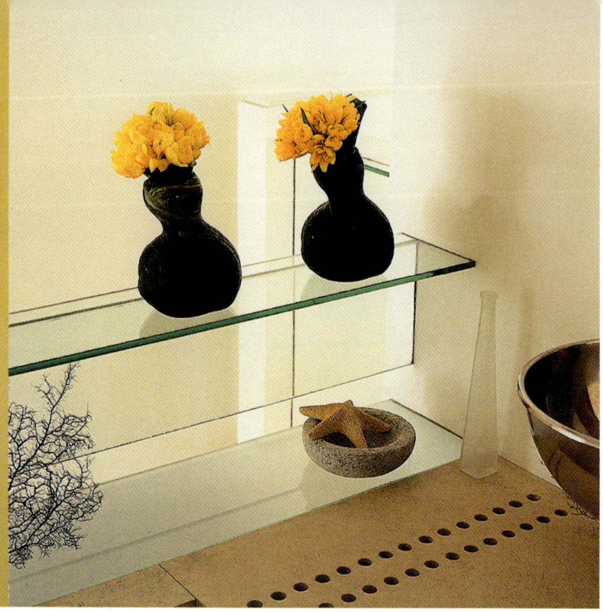

◀ Utilizar el mismo color en la pared y en las obras de arte simplifica y armoniza esta combinación de diseño.

▶ Una simple estantería de cristal potencia la forma de estos jarrones de formas curiosas con flores de colores vivos, sacándoles el máximo provecho.

Adoptar la filosofía de «menos es más» supone decidir qué necesitamos tener alrededor y qué no. Tener menos posesiones implica ser más selectivo. Las cosas con las que elegimos vivir deben valorarse por sus cualidades estéticas y prácticas, y las apreciaremos más si las hemos seleccionado con tiempo y cuidado.

La simplicidad es bella, y por eso en un hogar de inspiración zen encontramos materiales naturales seleccionados por su buen aspecto, sin sofisticaciones, su utilidad y su contraste de texturas: suelos de madera de tonos melosos, paredes enyesadas blancas, tejidos como la lana y el lino y cerámicas lisas. Del mismo modo que la comida queda mejor en un plato blanco y liso, la individualidad de un bol torneado a mano se aprecia más fácilmente si no tiene ninguna decoración añadida ni detalles superfluos.

Colocar los objetos solos o en pequeñas composiciones cuidadosamente pensadas centra la atención en su forma, construcción y material. Para apreciar la belleza y la variedad infinita de la

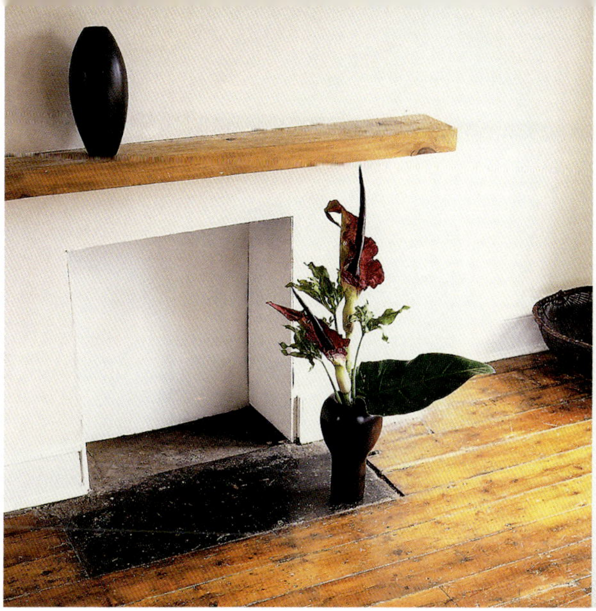

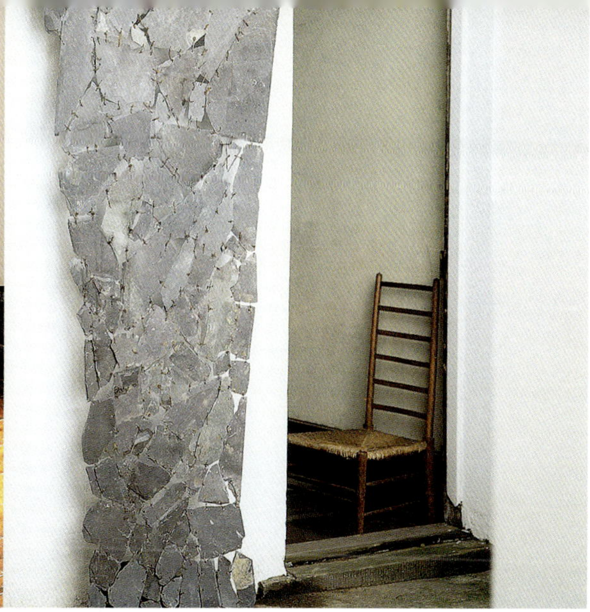

◀ Un interior con lo mínimo necesario es un fondo perfecto para jarrones de una simplicidad radical y flores exóticas.

▶ En esta disposición simple puede apreciarse plenamente la artesanía de la silla y de la escultura.

naturaleza, una sola flor puede tener un impacto más radical que un ramo.

En un interior minimalista, las paredes lisas y los suelos vacíos forman un lienzo en blanco sobre el que puede proyectarse la belleza de las formas simples: las curvas elegantes de una silla, los colores suaves de una hilera de cuadros o el contorno escultórico de un jarrón. Los espacios simples y despejados satisfacen la necesidad de calma, y el placer de contemplar un objeto bello ayuda a centrar la mente y recuperar el ánimo.

Examinar nuestros objetos dirigirá inevitablemente nuestra atención sobre su utilidad, además de su aspecto. Sin embargo, algunos objetos, a menudo cargados de recuerdos como las fotografías y los *souvenirs* de viajes al extranjero, no siempre se ajustan a estos criterios estrictos. De todos modos, la búsqueda de una vida más sencilla no significa que debamos confinarlos a un armario. Colóquelos de forma sensata, dándoles mucho espacio para respirar, para que puedan enriquecer y personalizar el espacio simplificado.

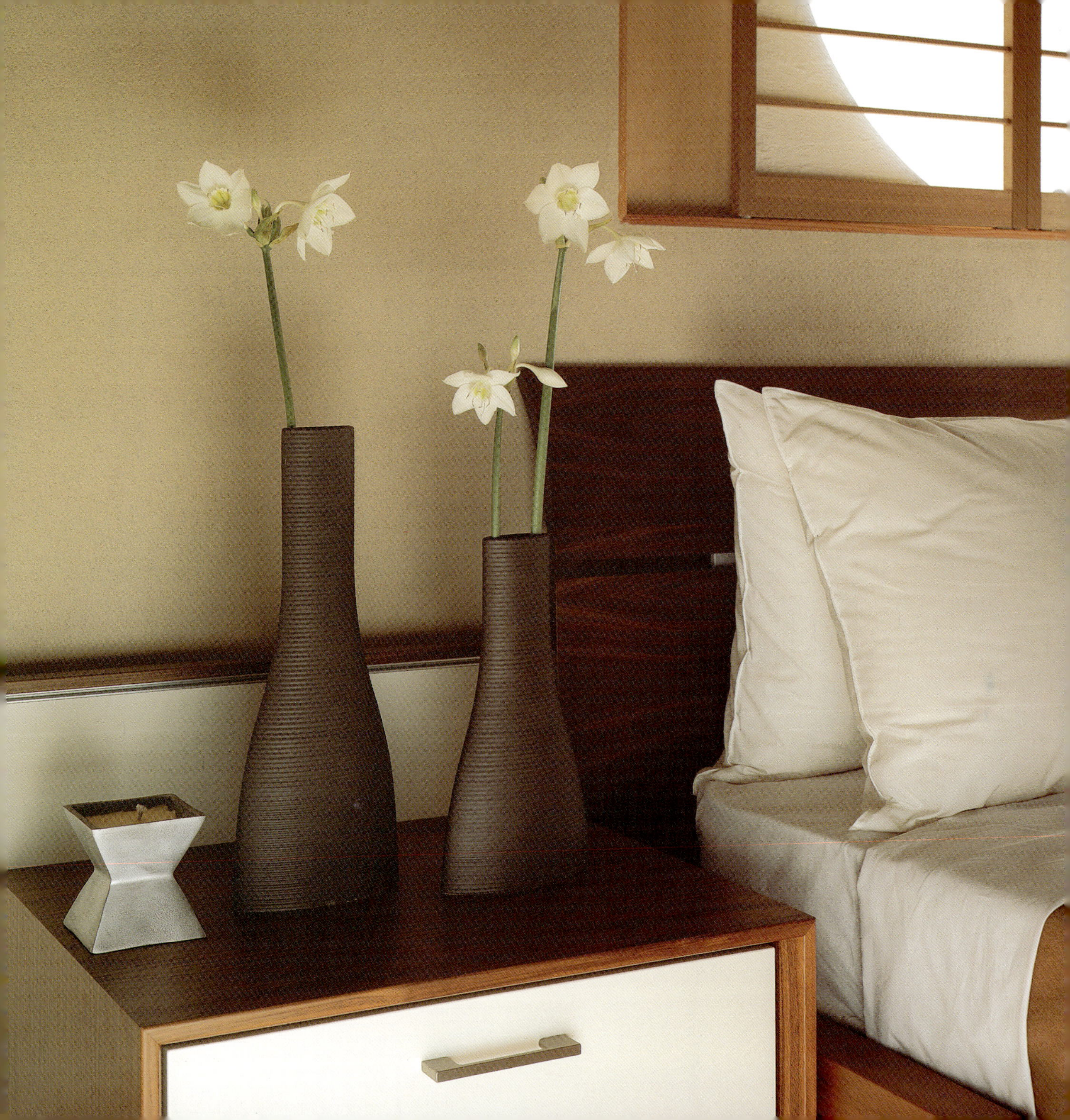

a r m o n í a

Los edificios e interiores perfectamente proporcionados, simétricos y diseñados siguiendo unas normas estrictas en cuanto a las medidas tienen una apariencia y un carácter agradablemente armoniosos. Para conseguir una sensación de bienestar semejante en nosotros mismos debemos crear espacios amplios y bien proporcionados. Siempre que sea posible, también es conveniente elegir un mobiliario que se ajuste a las dimensiones de las estancias, así como una paleta de colores que nos inspire tranquilidad. Introducir de este modo una sensación de armonía en nuestro hogar nos producirá una relajación completa.

◀ El color suave de las paredes y los tonos más cálidos de la madera y de la manta de lana crean una sensación de equilibrio y armonía en este relajante dormitorio.

Vivir en un entorno que ponga el énfasis en la luz, el espacio y el orden nos permitirá recuperar el equilibrio en un mundo donde la iluminación artificial, la calefacción o los viajes internacionales nos impiden seguir los biorritmos naturales asociados con el paso de las estaciones y los cambios en la duración del día.

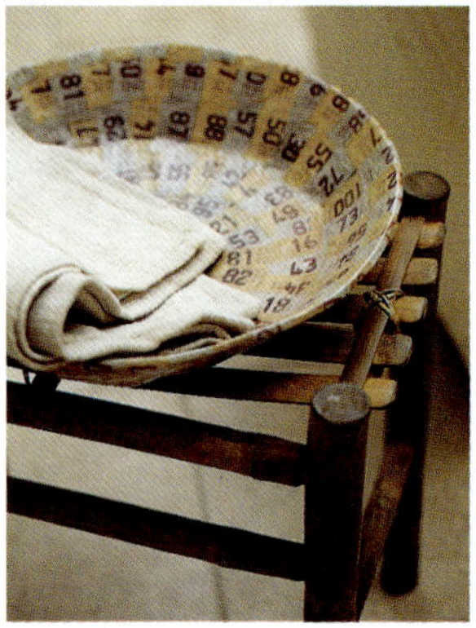

La elección de los materiales que empleamos en nuestro hogar nos puede ayudar mucho a conectar con el mundo natural. Las flores de temporada, las plantas, un pedazo de madera sin tallar o incluso una caracola pueden bastar para conectarnos a los ritmos de la naturaleza, mientras que los materiales como la madera pulida y la piedra poseen unas propiedades no invasivas innatas que contribuyen a una atmósfera de sosiego.

Los colores y texturas de la madera y la piedra contienen además una paleta natural de colores armoniosos, en la que los tonos profundos de la madera oscura y el mármol negro se equilibran con los tonos más cálidos de la madera clara y los grises suaves y beiges melosos de muchas piedras.

Al ordenar nuestras estancias y objetos empleamos un sentido natural del equilibrio.

Respondemos a la disciplina ordenada de los motivos regulares, además del uso de líneas horizontales y verticales y la simetría en el diseño de interiores. Podemos generar una agradable sensación de orden y regularidad incorporando estas pautas de diseño en nuestro hogar, equilibrando las estancias y contribuyendo a una tranquilidad interior.

▶ La simetría, una paleta limitada y el uso de materiales naturales da a este cuarto de baño un ambiente relajante.
▲ Los motivos de este bol de papel maché quedan temperados por las texturas y colores suaves de los materiales naturales.

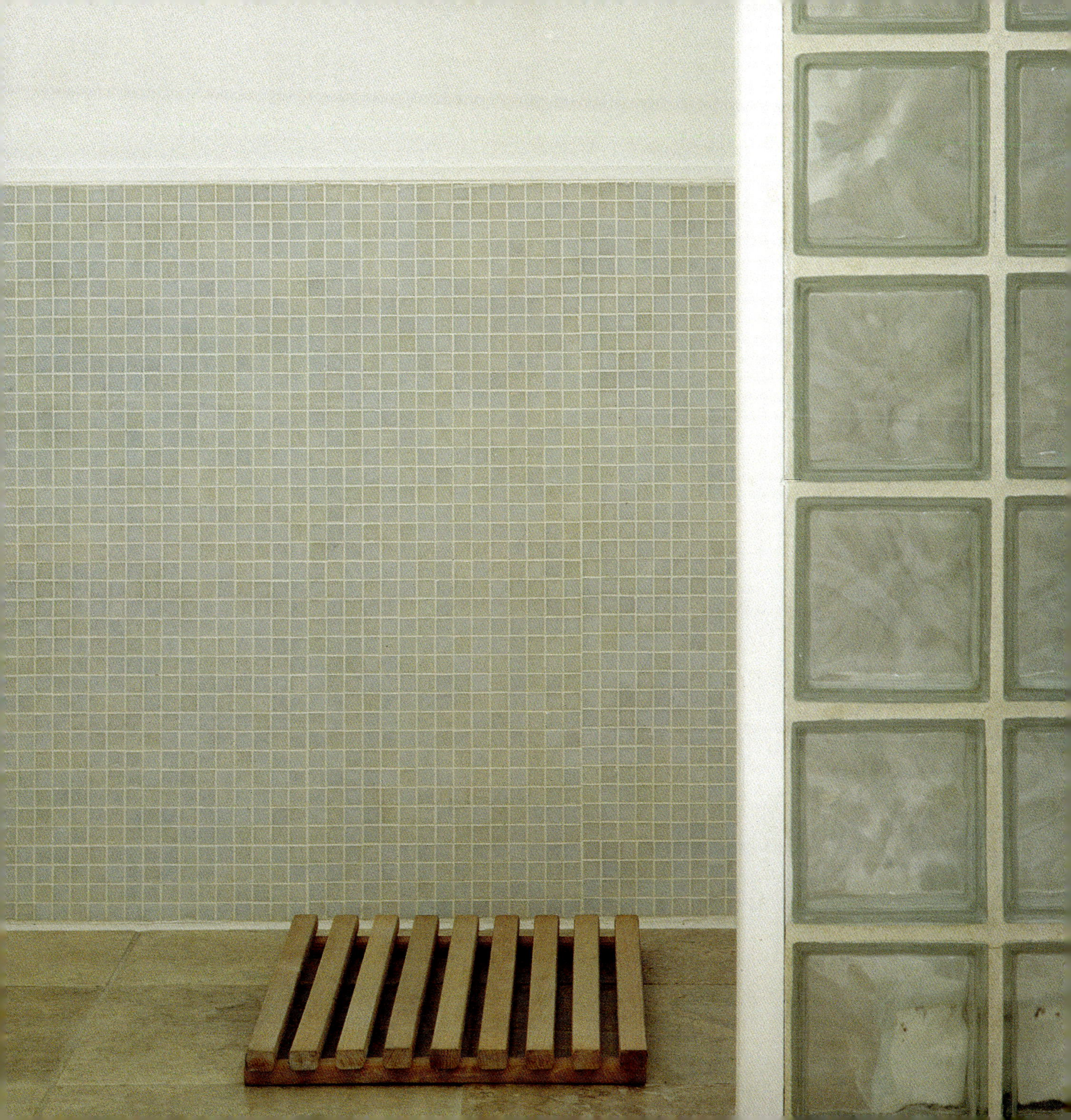

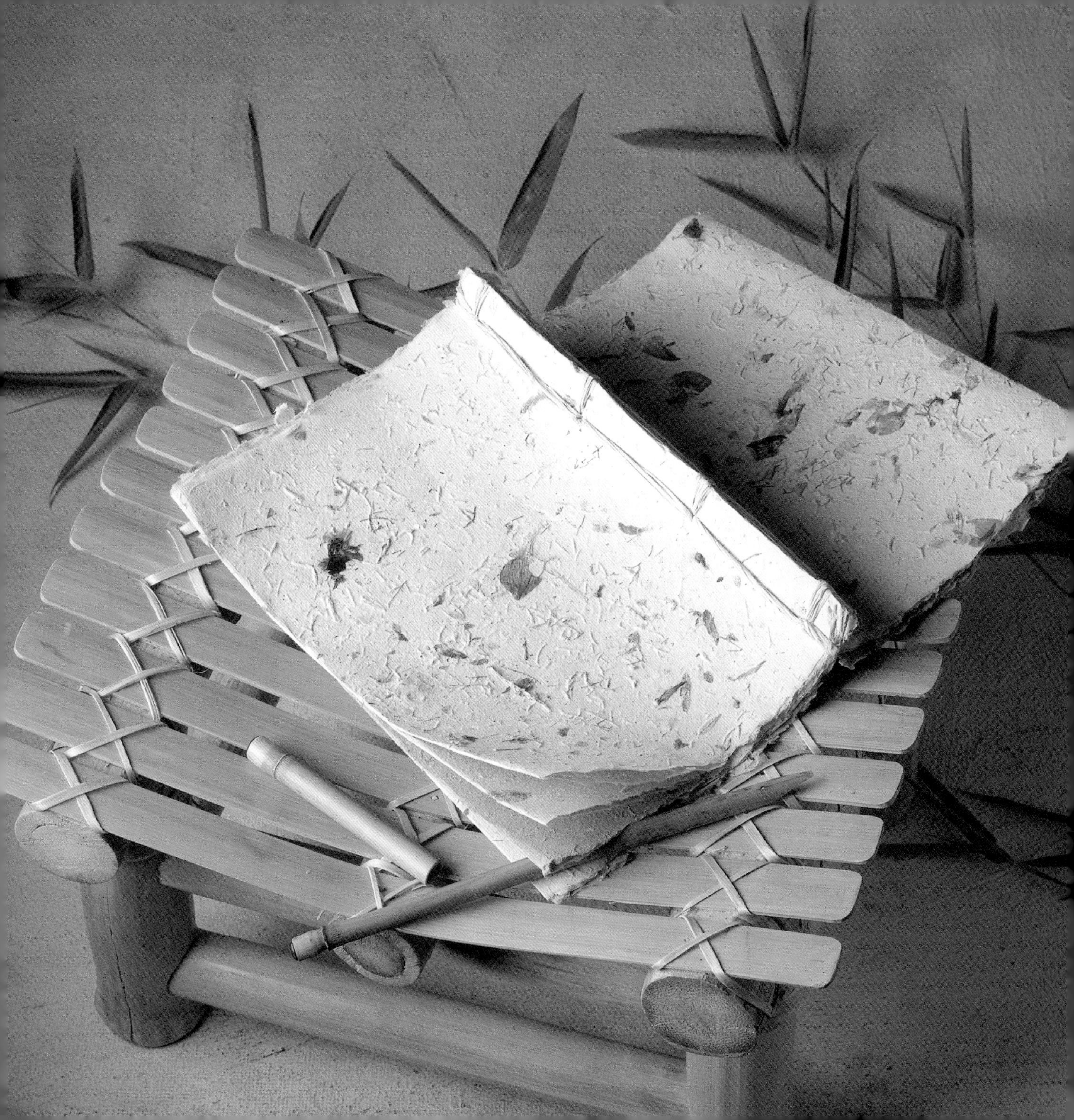

m a t e r i a l e s

El zen nos enseña que observando la naturaleza y considerándonos parte de ella podremos hallar un auténtico reposo. Los colores y texturas agradables de la madera, la piedra y las fibras naturales proporcionan un fondo armonioso y no intrusivo en el que será fácil hallar confort y reposo. Los materiales naturales, acordes al espíritu del zen, trabajan en armonía con las cualidades de la luz y el espacio. Poseen un encanto y una simplicidad atemporales, envejecen bien y mejoran con los años, por lo que podemos adaptarlos a nuestra personalidad y estilo de vida.

◀ La textura del papel artesanal y la suavidad del bambú son ejemplos perfectos de la gran cantidad de características delicadas que poseen los materiales naturales.

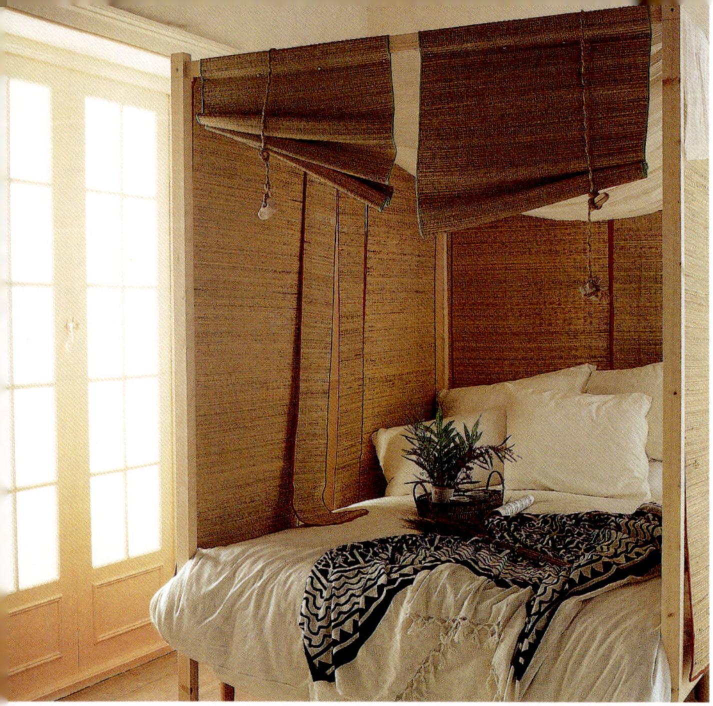

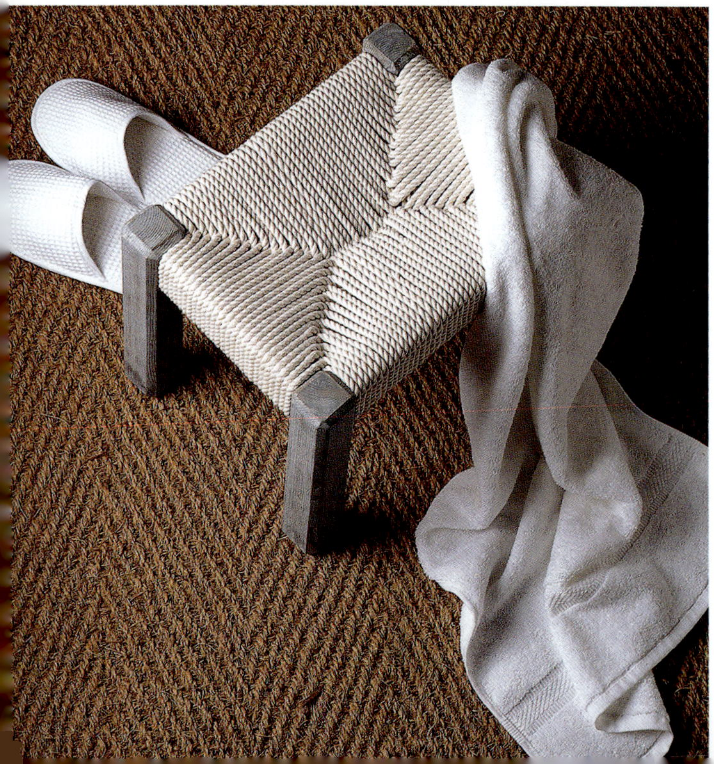

En la naturaleza existe una gran belleza y orden, y empleando materiales naturales podemos aportar paz y armonía a nuestro hogar. Asimismo, introducir estos materiales dentro de casa puede ayudarnos a sentirnos conectados al mundo natural vivo del exterior.

El ambiente especial que genera el uso de materiales naturales está asociado a la sutileza de los colores y a la infinidad de matices y tonalidades que un solo objeto puede contener. La vasta paleta del mundo natural incluye un sinfín de variaciones dentro de un único color; piense en el cálido color crema de la lana virgen, la blancura brillante del algodón blanqueado y los infinitos grises y beiges de un canto rodado.

▲ ◀ Los suaves tejidos naturales y los estores de caña de color miel crean un ambiente reposado y tranquilo en este íntimo dormitorio.

◀ He aquí una agradable composición de confortable algodón blanco y fibra de coco crujiente.

▶ Los cantos rodados lisos, las algas secas y la madera sin tratar se combinan en una mezcla de tonos y texturas.

Además de la belleza de sus colores, los materiales naturales ofrecen una infinidad de texturas interesantes: la aspereza crujiente de las esteras de algas o fibra de coco, la dureza de la pizarra, el ladrillo o la terracota y el aspecto liso de la madera encerada o el mármol pulido. Gracias a estas cualidades táctiles, los materiales naturales son una perfecta aportación a un interior vacío y minimalista, al que añaden profundidad, calidez e interés visual. Además, los signos visibles de su desarrollo natural (las vetas de la madera o del mármol, por ejemplo) aumentan su belleza y variedad.

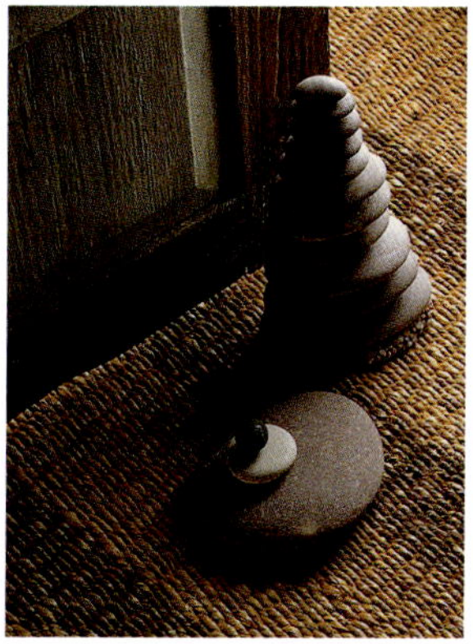

Los materiales naturales también cumplen el ideal zen de combinar belleza y funcionalidad. Los materiales naturales para el suelo, como las algas o la madera, conservan el calor durante las épocas de frío, mientras que dan una sensación de frescor en los días más cálidos. Del mismo modo, las prendas de vestir de fibras naturales son cómodas porque «respiran» y permiten que el cuerpo se adapte a la temperatura, invierno y verano. Las cualidades inherentes de la lana, el algodón y la seda las convierten en una elección perfecta para el hogar.

Los materiales naturales no sólo son más agradables estéticamente que sus equivalentes sintéticos modernos, sino que además ayudan a reducir el deterioro del entorno. Las fibras como el algodón y el lino, así como algunas maderas, se obtienen de cultivos sostenibles, por lo que son respetuosas con el medio ambiente. Mostrando respeto hacia la Tierra y sus recursos también mostramos respeto hacia nosotros mismos. El uso de estos materiales en su estado natural reduce el empleo de sustancias químicas y procesos potencialmente dañinos tanto para el medio ambiente como para las personas.

Incluso en un mundo de impureza, es posible descubrir la pureza de las cosas simples.

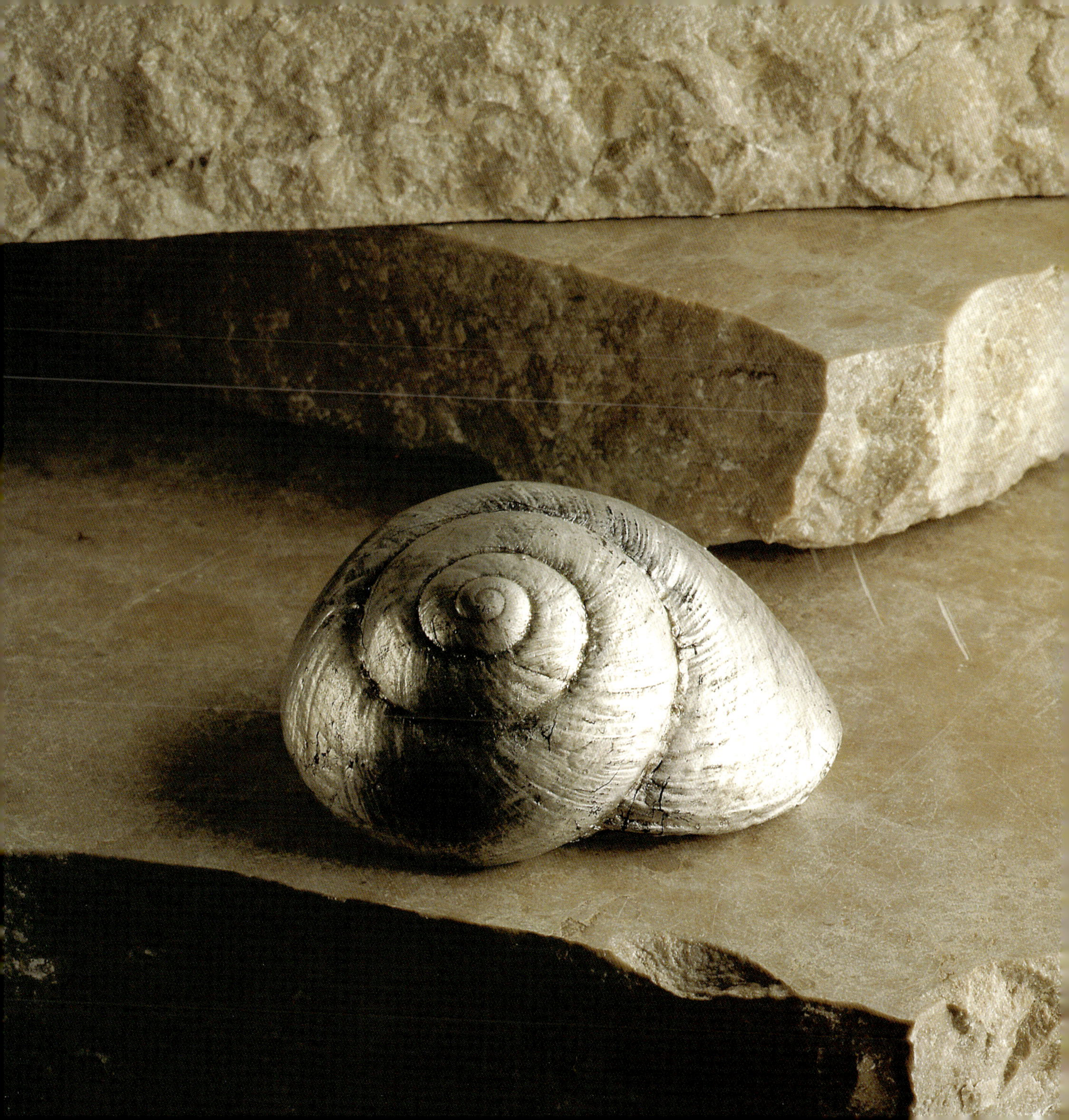

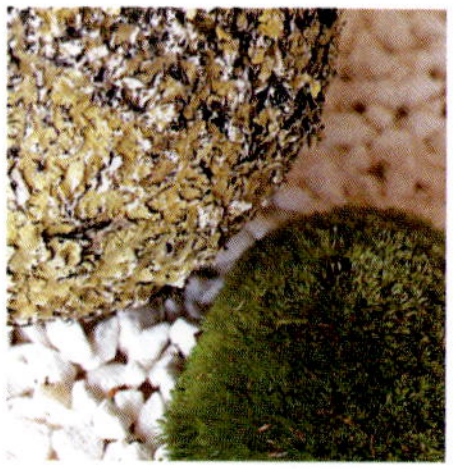
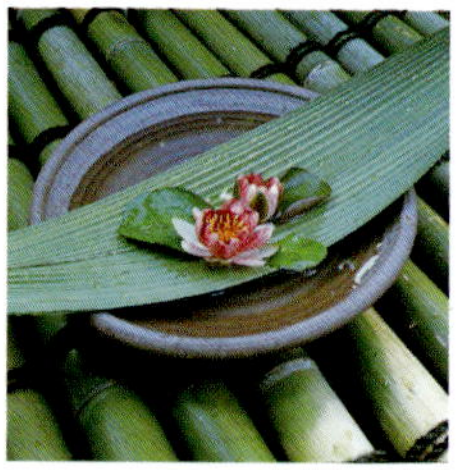
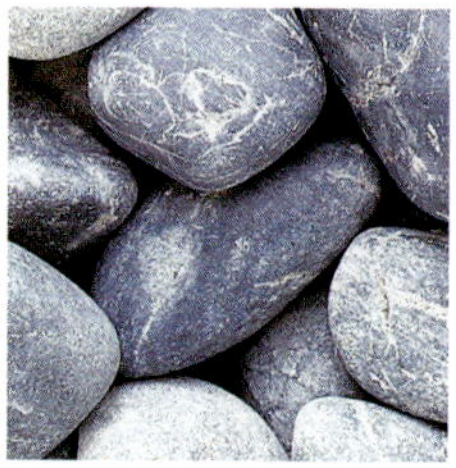

e x t e r i o r e s

n a t u r a l e z a

Los jardines zen reflejan un respeto por el carácter ordenado y cíclico de la naturaleza. Son lugares para la contemplación y, por tanto, conllevan quietud y reposo. Muchos son recreaciones en miniatura del paisaje que hay más allá del jardín. Otros emplean motivos regulares de círculos o rectángulos, complementados y suavizados con curvas intricadas trazadas sobre grava o arena. Los rituales que conlleva el mantenimiento de la cuidadosa composición de estos jardines son un reflejo de la filosofía zen de obtener placer realizando las tareas simples cotidianas.

▶ La exactitud y el orden de esta cuadrícula de grava y plantas caracterizan la simplicidad disciplinada de los jardines zen.

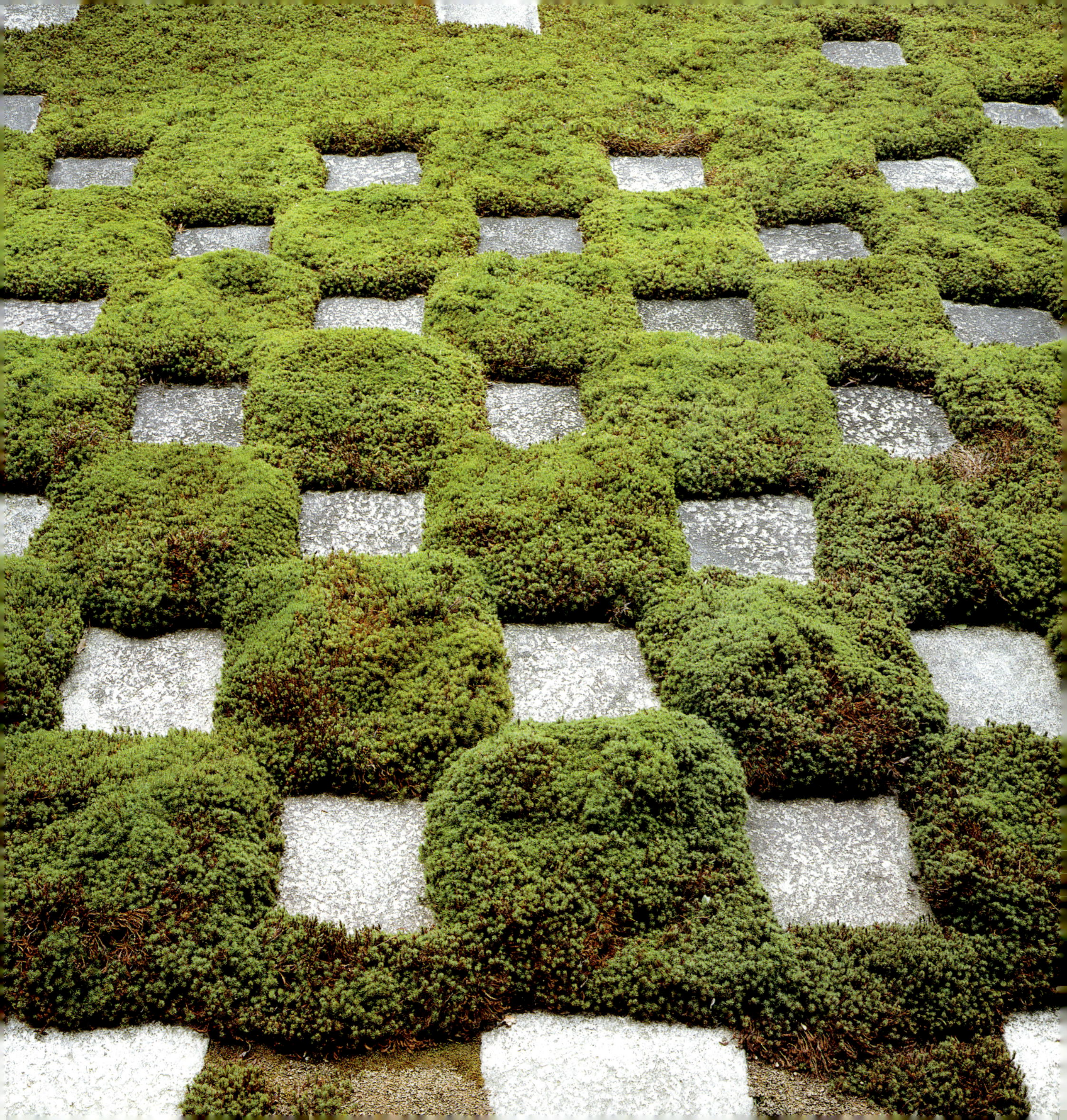

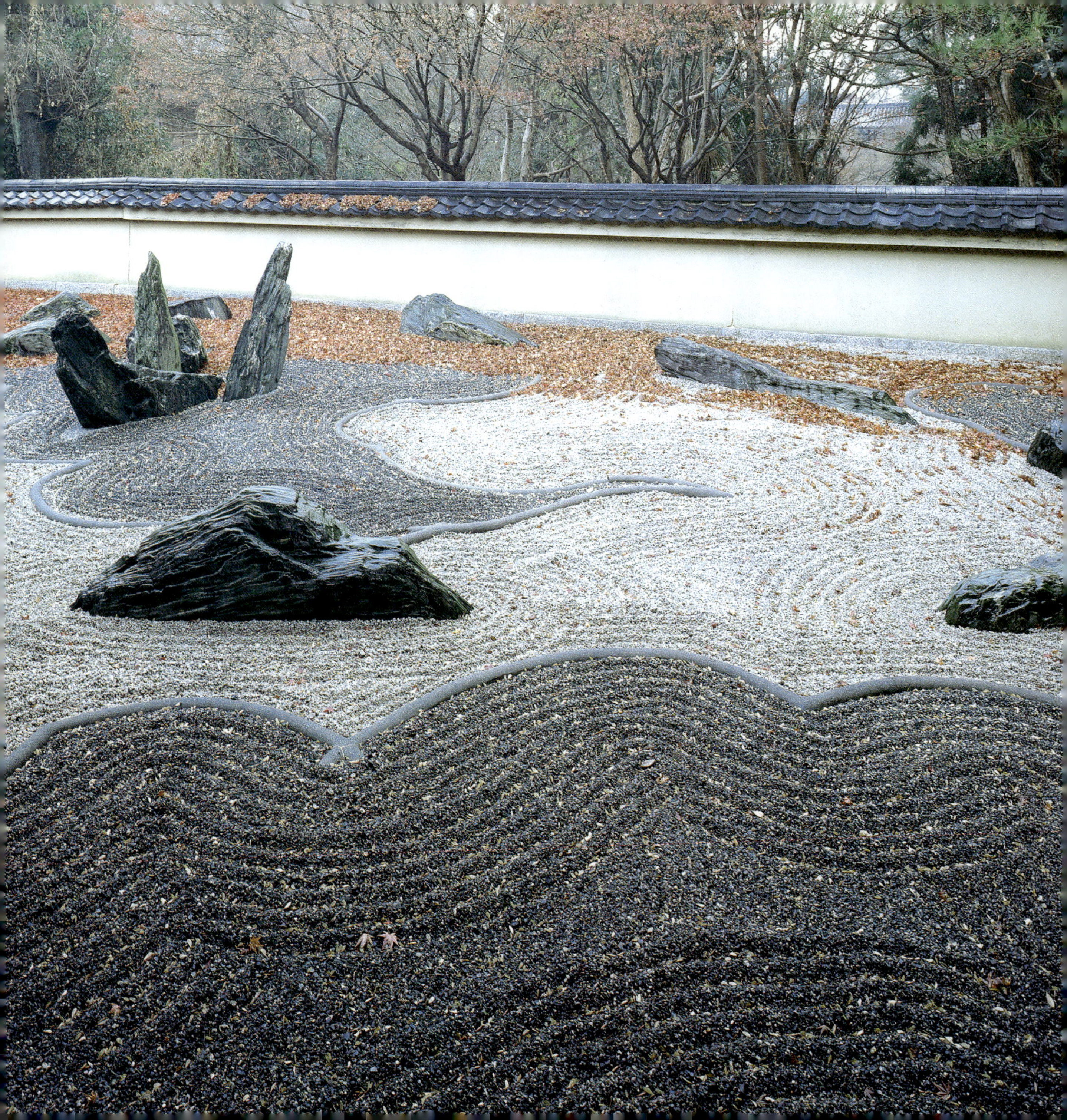

La formalidad del jardín zen contrasta totalmente con las flores y el follaje más suaves del jardín occidental tradicional, pero su simplicidad y sensación de calma cada vez resultan más atractivas e importantes para aquellas personas con vidas ajetreadas y un espacio al aire libre limitado.

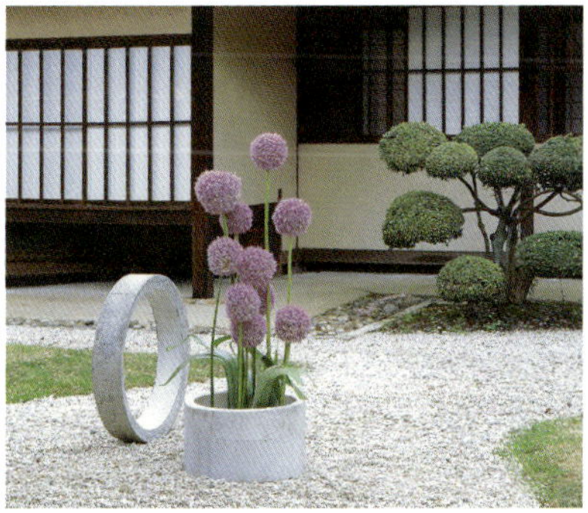

El vínculo del jardín zen con la naturaleza es sutil y reside en las asociaciones más que en las plantas. Las piedras grandes son una característica clásica y suelen representar las montañas de un paisaje. Las líneas onduladas trazadas en la grava que las rodean representan remolinos de niebla o quizás de agua. A veces se reproducen los propios contornos del terreno para formar magníficas zonas de líneas onduladas salpicadas con las formas angulosas y abstractas de las rocas que sobresalen. También solemos encontrar agua asociada a la purificación, fluyendo silenciosamente o encalmada en un estanque.

El objetivo del jardín es proporcionar una zona para la contemplación. Para mantener la mente limpia y despejada, en búsqueda de la quietud perfecta, se limitan al mínimo los elementos, que a veces sólo consisten en rocas y grava rastrillada. Las rocas y piedras del jardín zen están parcialmente enterradas para invitarnos a mirar debajo de la superficie de lo que vemos, en referencia a la meditación y a la búsqueda de un sentido más profundo.

La flor como objeto de contemplación es un símbolo importante. Se considera suficiente una sola flor, como en el jardín que aparece sobre estas líneas, con una sola planta en un tiesto que permite ver su forma de manera aislada.

◀ Las rocas parcialmente enterradas y la grava rastrillada simbolizan las montañas y los torbellinos de niebla de los paisajes extensos.
▲ Las umbelas simples y redondeadas de las liliáceas se reflejan en el tiesto, el aro de hormigón y el árbol cuidadosamente cortado.

Cuando estás en sintonía con la naturaleza, estás en sintonía contigo mismo.

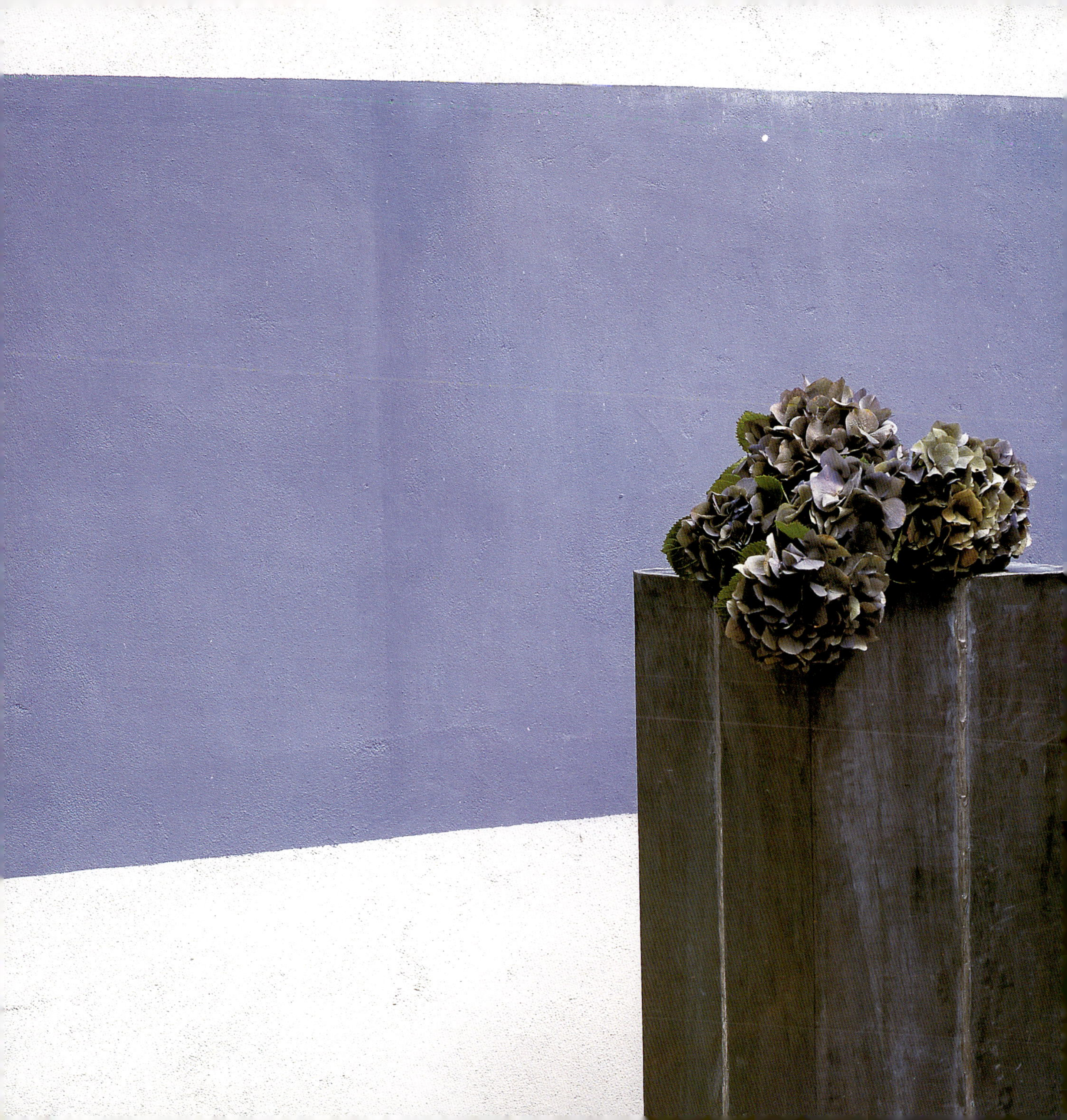

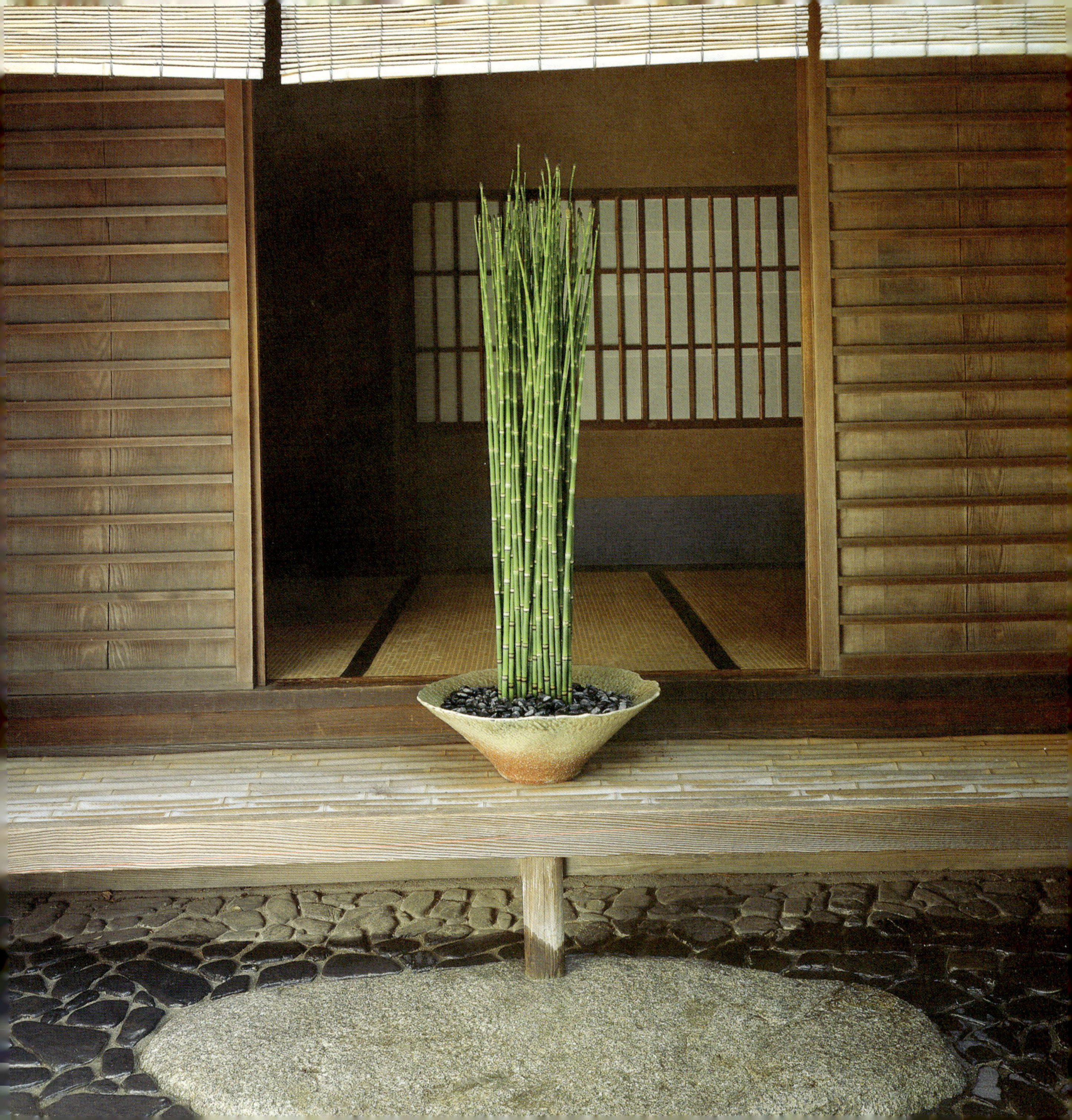

m e d i t a c i ó n

La fuerza que guía el zen es la búsqueda de la paz interior, que puede obtenerse mediante la contemplación serena. Alcanzar un estado de quietud y silencio nos permite vaciar nuestra mente de sentimientos y recuerdos confusos, potenciando el flujo de ideas frescas y pensamientos positivos. La disciplina calmada y despejada del jardín zen crea el ambiente perfecto para el pensamiento introspectivo. Contemplar un objeto nos ayudará a concentrar la mente y los sentidos, protegiéndolos de distracciones indeseadas.

◀ La simplicidad y la quietud pacífica de un salón de té vacío, las piedras redondeadas y un único y radical ornamento de bambú proporcionan el entorno perfecto para la reflexión serena.

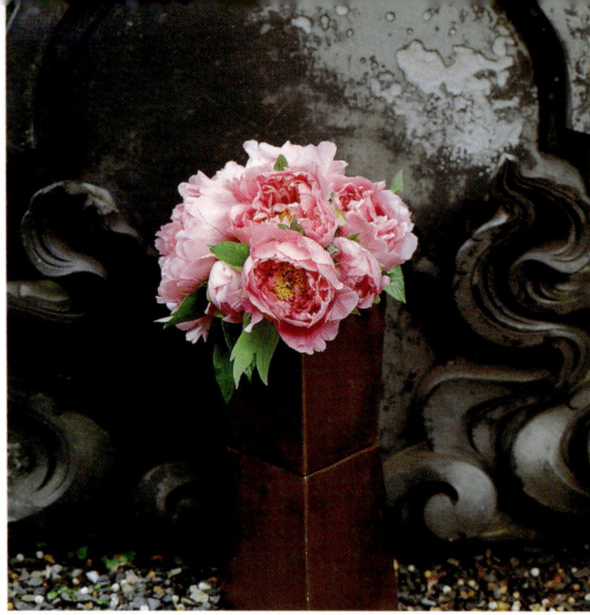

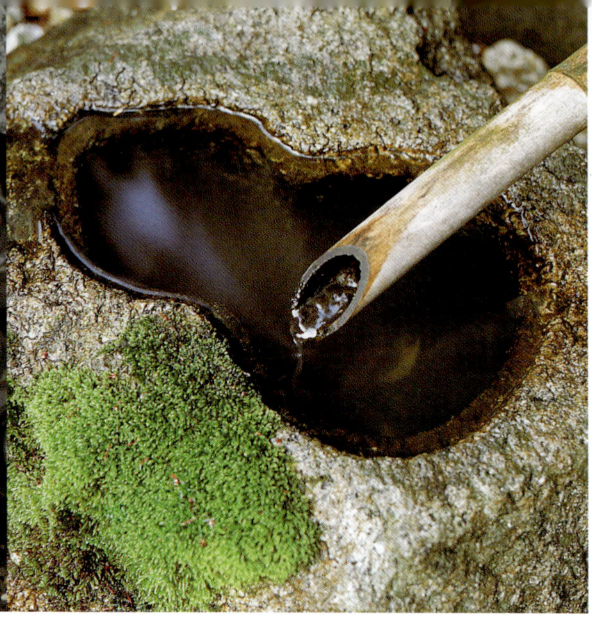

◀ Contemplar el color y la forma de estas preciosas flores eliminará cualquier distracción de la mente.

▶ El agua sugiere frescor y pureza, así como la reflexión y el flujo de la conciencia.

El objetivo último de la meditación es la iluminación personal. Sin embargo, aunque no deseemos observar los aspectos más rigurosos del zen, es sin duda beneficioso buscar momentos de reposo en medio de un día ajetreado.

La meditación tiene que ver con la libertad y la realidad y ayuda a reducir el estrés, recuperar energía y prepararnos para nuevas actividades o cambios en la vida. Nos permite distanciarnos de las cosas para verlas desde una perspectiva diferente y ofrece una vía para empezar de cero.

Desde un punto de vista más simple, la meditación es un tiempo que dedicamos a sopesar las cosas agradables de la vida o a admirar los detalles intricados de una flor exquisita.

Para muchos de nosotros puede ser poco práctico, si no imposible, imponer las disciplinas del zen en nuestro hogar, por lo que el jardín puede ser un lugar perfecto donde crear un rincón de paz y quietud para la contemplación. Según el zen, observar la naturaleza y vernos como parte de ella nos permitirá hallar auténtico reposo y paz interior.

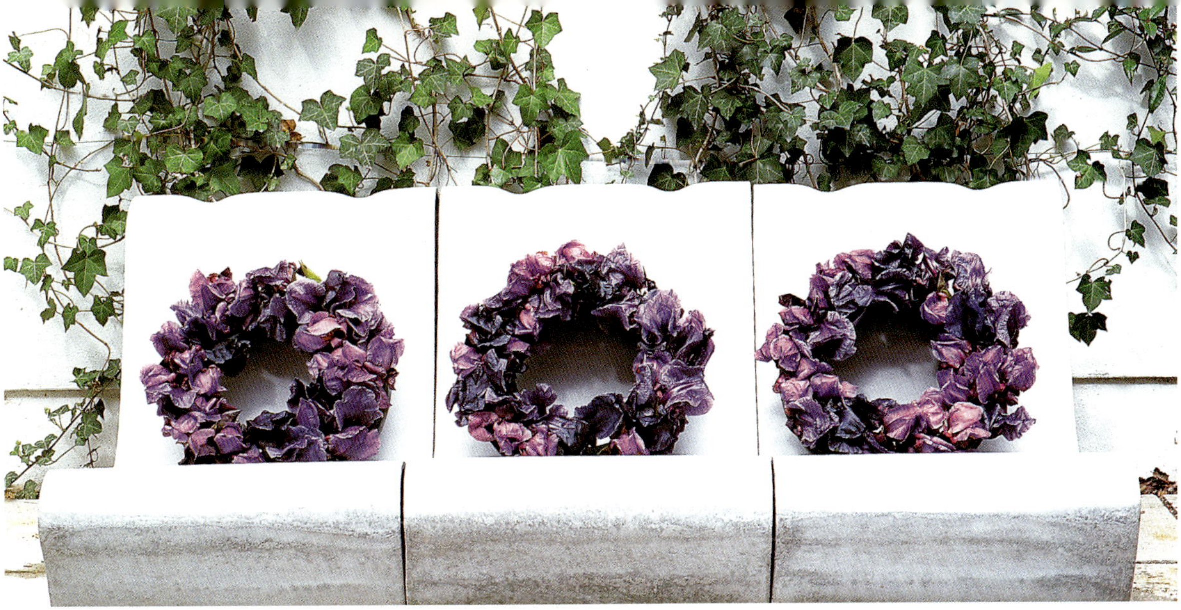

▲ La blancura lisa del banco de piedra permite al observador centrarse en la intensidad del color de estas coronas de lirios, mientras que la enredadera crea un fondo reposado.

Todos los elementos del jardín zen (agua, musgo, rocas y piedras, grava rastrillada y plantas) nos invitan a sentarnos a contemplarlos. Cuanto más miramos, más claro se hace su significado. Las piedras se suelen ocultar o enterrar parcialmente, animando al observador a buscar lo que hay bajo la superficie. Los colores calmantes y armoniosos de las rocas, las piedras, el musgo y el follaje nos permiten contemplar sin distracciones, mientras que el agua de un jardín zen tiene propiedades reflectantes y purificadoras.

Las plantas simples poseen una cierta tranquilidad atemporal que podemos intentar emular en nosotros mismos. En la práctica, volver a trazar los intricados motivos de curvas en la grava requiere tiempo y concentración, una forma perfecta de despejar la mente.

Aunque usted no tenga jardín, puede crear una versión en miniatura en un patio o incluso en el alféizar de una ventana. Utilice los mismos elementos para crear un espacio que pueda destinar a momentos de reflexión serena.

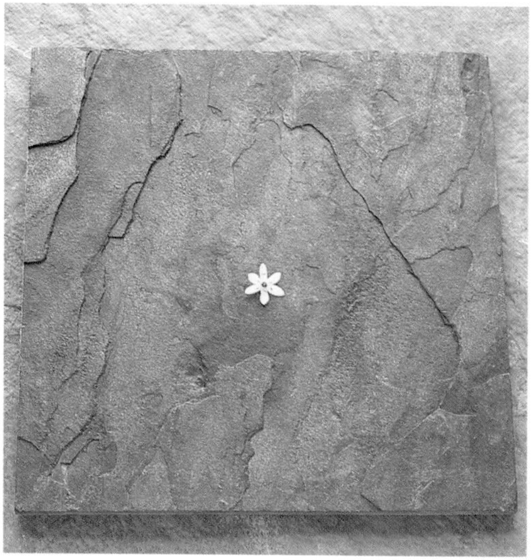

Libérate de las distracciones de la vida cotidiana y concéntrate en una flor.

Bibliografía

Alexander, C.; Simpkins, Annellen. *El Zen simple*. Océano.

Aoyama, Shundo. *Semillas Zen. Reflexiones de una monja Zen*. Miraguano.

Baholyodhin, Ou. *Zen. Una filosofía de vida*. Atrium.

Carne de Zen. Huesos de Zen. Edaf.

Cartas de un maestro Zen. Dharma.

Cleary, Thomas. *El Zen básico*. Oniro.

Dumoulin, Heinrich. *Zen: el camino de la Iluminación en el Budismo. Orígenes y significado*. Desclée Brouwer.

Ejô, Koun. *Enseñanzas del maestro Eihei Dohen (s. XIII)*. Miraguano.

El espejo vacío: experiencias en un monasterio Zen. Kairós.

Enseñanzas zen del maestro Lin-chi. La liebre de marzo.

Galbiati, Lorenzo. *El Zen y la crisis del hombre*. Ahimsa.

Historias Zen. Sirio.

Kaltenbach, Laurent; De Smedt, Evelyn. *Zen*. Kairós.

Kapleau, Philip. *El Zen de la vida y la muerte: guía práctica espiritual*. Oniro.

Kiew Kit, Wong. *El libro completo del Zen*. Martínez Roca.

Kosen, Bárbara. *Zen aquí y ahora*. Mandala.

Las enseñanzas del zen. Oniro

Lee, Vinny. *Interiores Zen*. Blume.

Maestro zen Seung Sahn. *La brújula del Zen*. La liebre de marzo.

Matthiessen, Peter. *El río del dragón de nueve cabezas: diarios Zen 1969-1982*. Olañeta.

Paul, Michael. *Vivir Zen*. Gaia.

Preguntas a un maestro Zen. Kairós.

Smedt, Marc De. *Palabras Zen*. Ediciones B.

Sôjun, Ikkyû. *Zen Hilo Rojo*. Miraguano.

Taisen Deshimaru, Roshi. *El tesoro del Zen*. Oniro.

Teltaro Suzuki, Daisetz. *El ámbito del zen*. Kairós.

Thorp, Gary. *Momentos Zen*. Oniro.

Villalba, Dokusho. *¿Qué es el Zen? Introducción práctica al Budismo Zen*. Miraguano.

VV. AA. *La esencia del Zen*. Kairós.

W. Bahk, Juan. *Poesía Zen*. Verbum.

Watts, Alan. *Hablando de zen*. Sirio.

Wetering, Janwillem van de. *Afterzen. Experiencias de un estudiante Zen de patitas en la calle*. La liebre de marzo.

Zen verdadero: introducción al Shobogenzo. Kairós.

Agradecimientos

El editor agradece a las siguientes instituciones japonesas su colaboración en este proyecto: Tokufu-ji; Ryoan-ji; The Miyako (Keage Sanjo, Kioto 605-0052, Japón); Kaikohen; S x L Corporation; Tsuki no Hana; Youshuen; Sakura-ya, y Arakawa.

índice de términos

Las cifras en *cursiva* se refieren a ilustraciones

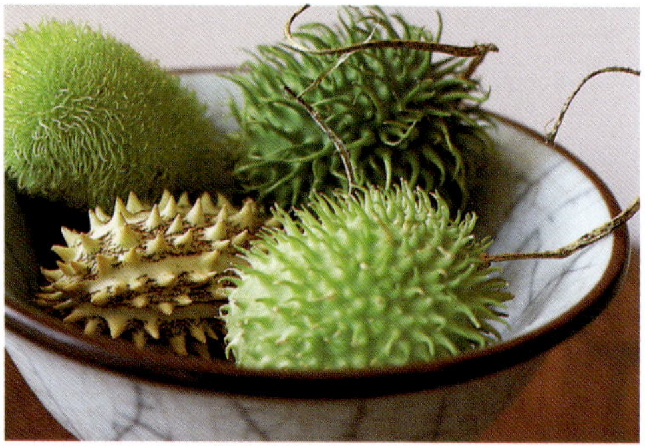

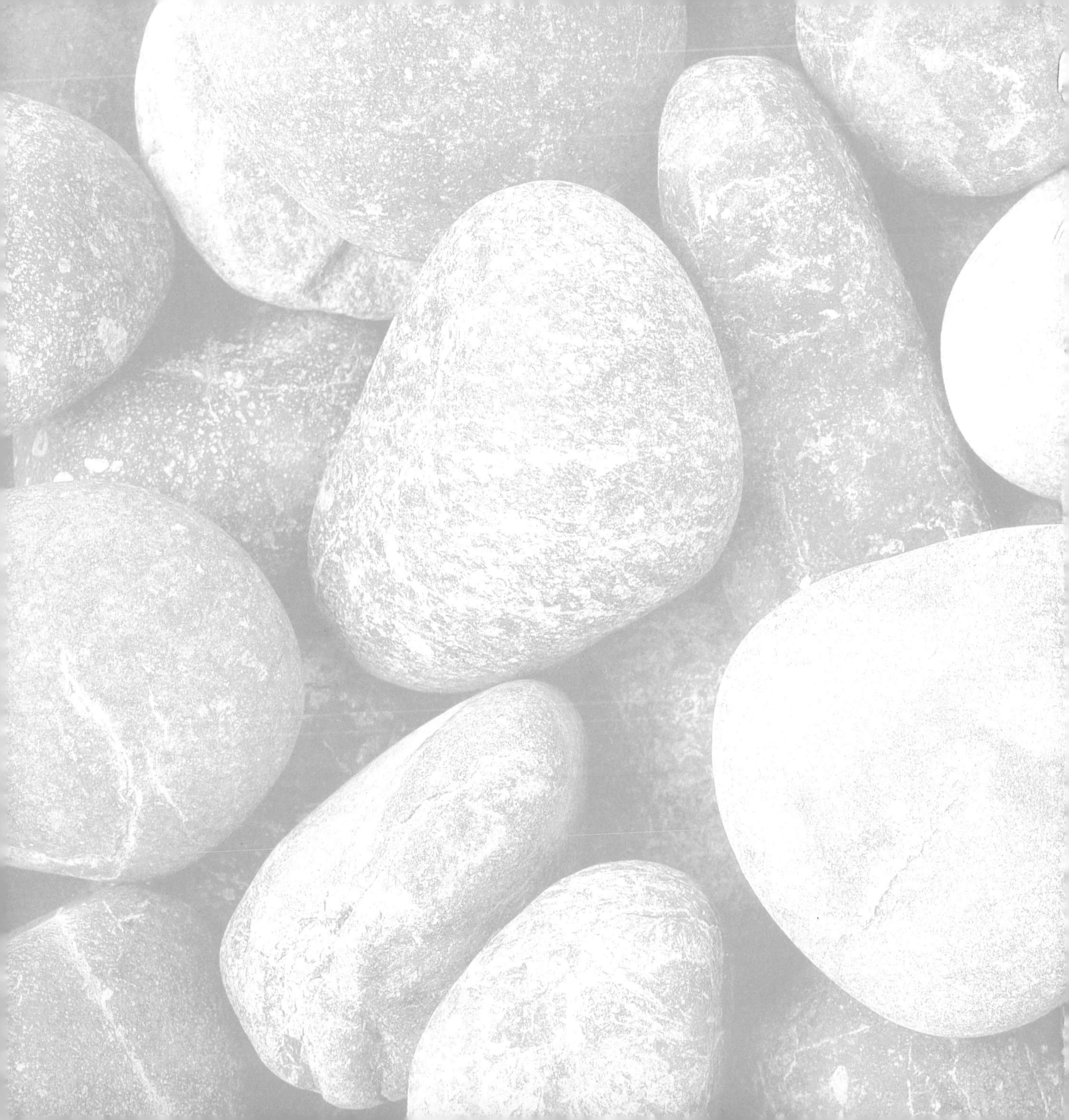